U0526712

不脆弱

从13岁开始拥有强大内心的练习法

[日] 谷本惠美 /著

加阿易 /译

序言

你好，我是心理咨询师谷本惠美。

这是一本疗愈内心的指南，**无论你是刚满十三岁的小朋友还是已经成年的大朋友，都能从书中获益。**

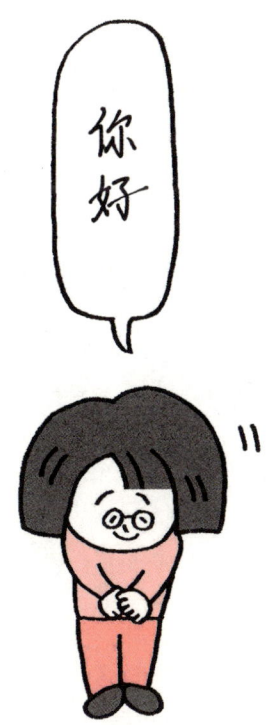

我从事心理咨询行业三十三年，其中有十八年是在学校做心理咨询。

从这段工作经历中，我精选了一些心理学实用技巧编撰成书，希望它能够及时地为你带来帮助。

当今社会，各类社交平台不断发展，我们可以随时随地与世界上的任何人建立联系。

这虽然便捷，但另一方面，我们容易在与他人攀比的过程中迷失自我，因素未谋面者的无心之言惹上麻烦，并为此深感痛苦。

如果我们完全不关注自己的心理健康，处于毫无防备的状态，便容易受到伤害，久而久之陷入内耗。

因此，我由衷地认为，生活在这样一个容易与人建立联系，同时容易受到伤害的时代里，掌握心理学技巧、明确与他人之间的社交分寸，至关重要。

但是，到底该如何避免内心受到伤害呢？学校往往不会教授具体的方法。

虽然这些方法如同汉字的读写、数学加减法一样，是日常生活里的必备技能，有时甚至可以挽救生命，但却没有人教过我们。

因此，很多人在内心受到伤害时不知道该怎么办，大家总是慌慌张张的，把烦恼无限放大。

在本书中，我将从最基础的部分开始，详细介绍实用的心理学技巧。有些年龄段的人尚未考虑过社交距离之类的问题，比如十三岁的青春期少年们，你们此刻正站在通往成人世界的入口，我希望你们也能通过阅读了解自己的内心。

虽然书名里写着"从十三岁开始"，但我也推荐成年朋友们读一读。掌握心理健康知识无关年龄，你一定会从中得到启发，以平和的心态迎接未来的生活。

当你学会保护自己，你就会在不知不觉间发现：我不再因自卑而沮丧，也不再因他人的评价而辗转反侧。

不仅如此，与他人保持恰到好处的社交距离，也可以减少不必要的矛盾，使人与人之间的相处更加融洽。

本书以对话的形式展开。和我聊天的是这本书的编辑 K，他将化身可爱的卡通形象登场。

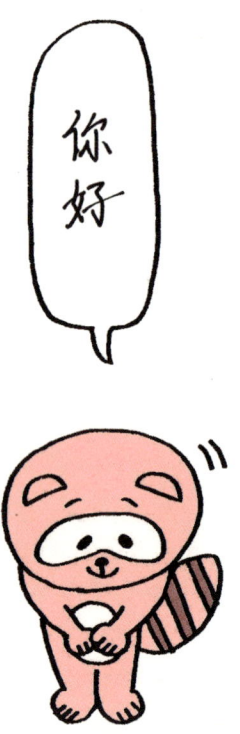

"我这个人笨手笨脚的,烦恼一箩筐。我想知道有什么方法可以令自己活得轻松些。"

K 先生是这样评价自己的。为了理清心绪,他联系了我。

K 在与我交流的过程中逐渐意识到,很多有烦恼的人下意识做出的错误行为及判断,他自己也做过。每当那时,他都扶着额头唉声叹气。

但是,当学到了实用的心理学技巧后,也就是在本书内容即将结尾时,他眉目舒展,对我说:"最近,我过得很轻松。就算有烦恼也不会深陷其中了。"

阅读时,你不妨把自己代入到K的角色中,有助于加深理解。

那就让我们开启一段疗愈内心的旅程吧。
每一部分内容都是五分钟左右就能读完。
记得保持心情放松,畅快地读下去。

谷本惠美

不脆弱

从 13 岁开始拥有强大内心的练习法

目录

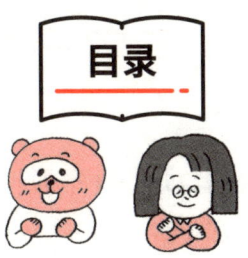

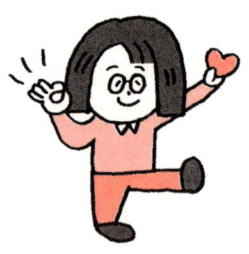

序言 3

第1章 学会与自己相处

第1天 有烦恼是坏事吗? 19
- 掌握心理学技巧,轻松面对生活 ... 20
- 烦恼是生活的调味品 23

第2天 多多夸赞自己 29
- 关注成长的过程 30
- 用语言奖励自己 36

第3天 如何拥有自信? 39
- 顺其自然地接受自己 40

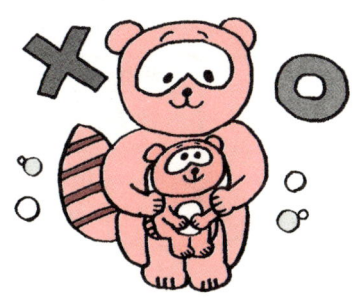

- 自信像波浪一样起伏 ········ 45

第 4 天　外貌自卑 ········ 49
- 因人而异的印象评价 ········ 50
- 缺乏稳定的内核，容易受人摆布 ········ 55

第 2 章　让大脑和身体得到休息

第 5 天　远离烦恼 ········ 61
- 留出一些时间，什么都不想 ········ 62
- 埋头做自己喜欢的事 ········ 65

第 6 天　累了就大胆休息 ········ 70
- 相信身体的感觉，尽早休息 ········ 71

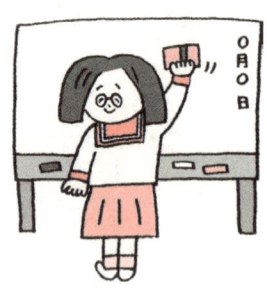

- 告诉自己可以休息 ········ 75

第 7 天 **不受对方的坏情绪牵制** ········ 80
- 揣测对方遇到了麻烦 ········ 81
- 无从知晓对方的真实情况 ········ 85

第 3 章 与人保持适当的距离

第 8 天 **有讨厌的人也无妨** ········ 92
- 很难与所有人和睦相处 ········ 93
- 消极情绪如同一个传感器 ········ 97

第 9 天 **把网络恶言丢到一边** ········ 101
- 忽略自以为是的说教 ········ 102

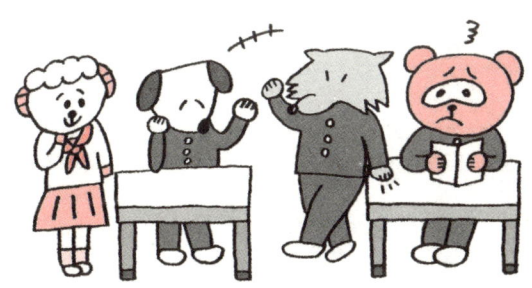

- 我的心理健康最重要 …… 106

第10天　找不到归属感 …… 111
- 当下所处的环境不代表全部 …… 112
- 寻找与自己一样的人 …… 116

第4章　与父母关系紧张

第11天　父母的意见并非绝对 …… 123
- 与父母争执是成长的证明 …… 124
- 孩子先一步离开父母 …… 127

第12天　如果自己的父母是"毒父母" …… 133
- 面对麻烦的父母，死心吧 …… 134

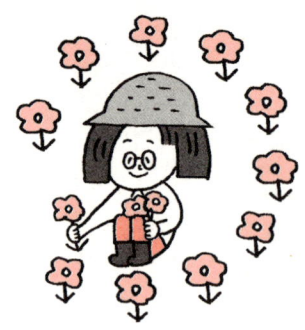

· 有些事待父母去世后才会知道 ····· 139

第5章 人生顺遂的小习惯

第13天 **在人际关系中画好界线** ···· 145
· 有界线，才安心 ····· 146
· 对方有对方的世界 ····· 151

第14天 **这真是我的问题吗？** ···· 155
· 不浪费情绪 ····· 156
· 只专注自己和现在 ····· 160

第15天 **不要一个人独自承受** ···· 165
· 不浪费情绪 ····· 166

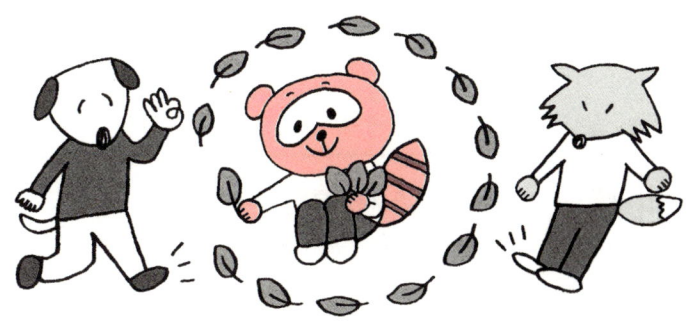

- 适合谈心的人、不适合谈心的人 ·· 170
- 给出回应后，剩下的交给时间 ····· 174

总结 拥有强大内心的 15 个技巧 ····· 179
尾声 ························· 184

人物角色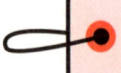

◦ 心理咨询师
谷本惠美

从事心理咨询行业三十三年,其中有十八年在学校做心理咨询,具有丰富的临床经验。现在与一只猫和一只狗在一起生活。

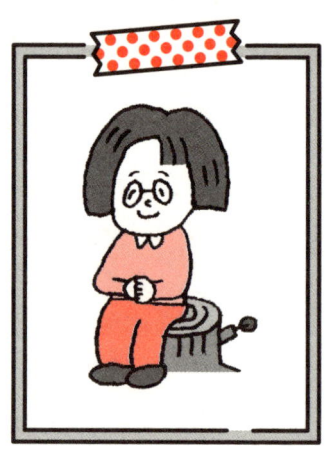

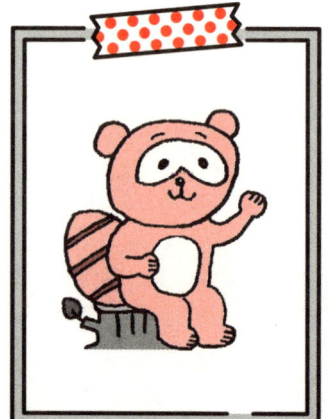

◦ 编辑
K

一名烦恼颇多的编辑。高中阶段成绩落后。喜欢漫无目的地宅在家里,有时会在家附近散散步。

第 1 章
学会
与自己相处

- 一天与自己相处二十四个小时，却依然看不懂自己。

- 到底该如何做才能活得轻松些？

- 真正的自信究竟是一种什么样的状态？

在本章中，我们将面对这些困惑。

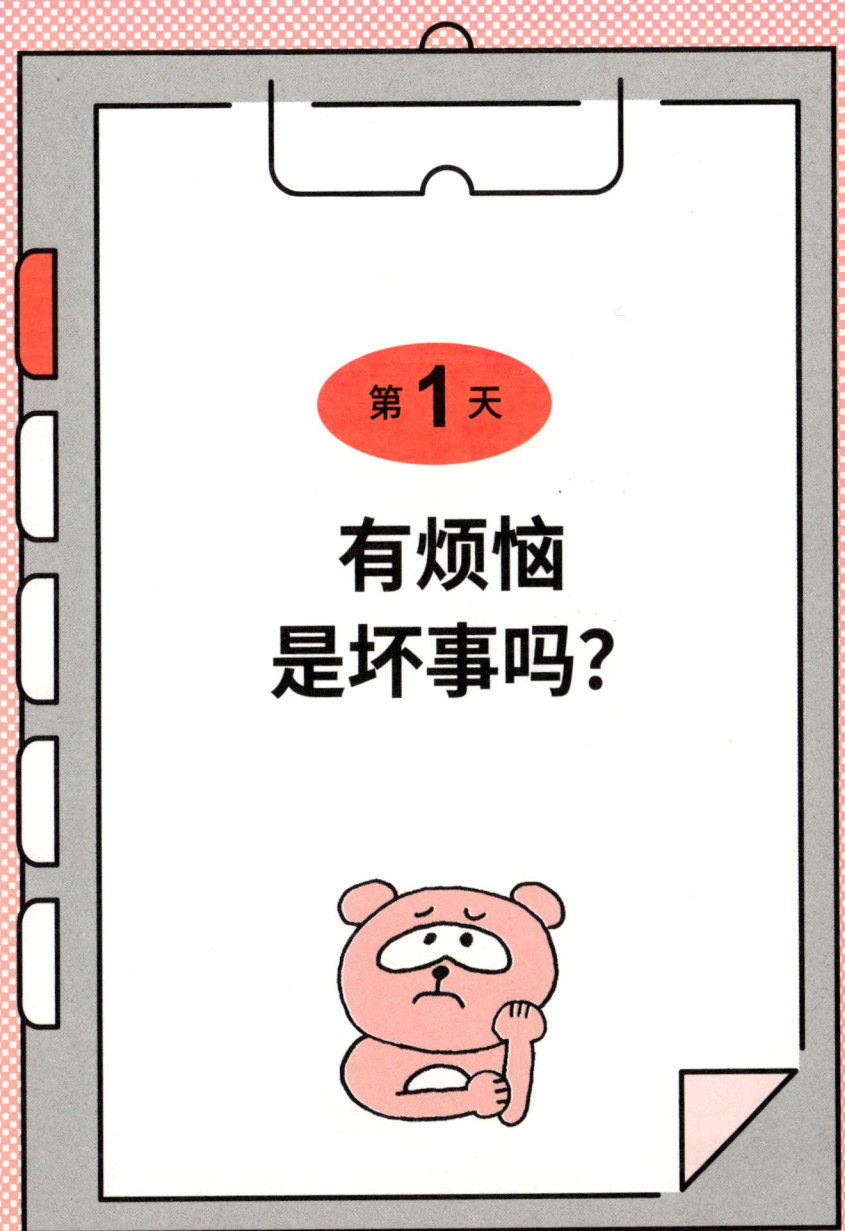

掌握心理学技巧，轻松面对生活

 我将和心理咨询师谷本惠美一同走进自己的内心。谷本老师，您好。

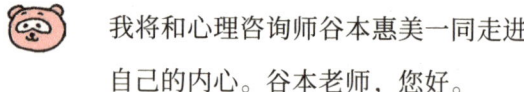 您好，小K。为什么你会起"从十三岁开始"这样的书名，你是有什么打算吗？

我一直觉得，如果我在初中或高中阶段学过心理学，或者学过如何应对人际关系就好了……

十几岁的时候，发生过什么遗憾吗？

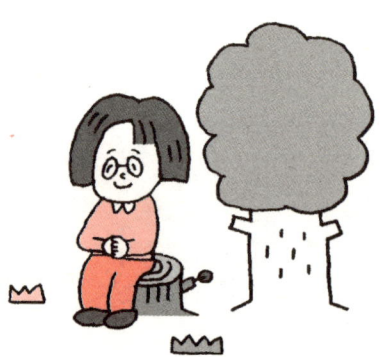

那是很久以前的事了，当时我被补录进一所超出我能力的高中，结果一入学就成了差生。被同班同学指指点点，他们觉得我智商低……

 哎呀，那真是……

 而且在那所高中里，尽是学习成绩优异同时擅长体育的学生。我在初中阶段也自认为是综合素质不错的优等生，可是升入高中后彻底失去了信心。因为害怕周围人的目光，我几乎不敢交朋友。高中三年的生活黯淡无光。

 太可怜了。

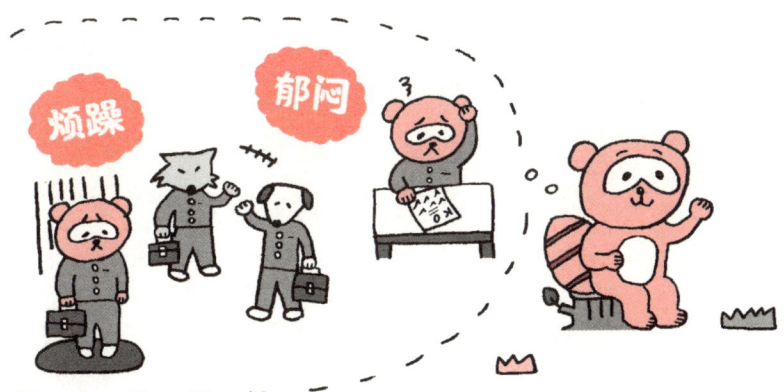

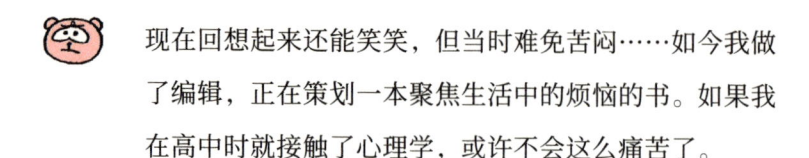

现在回想起来还能笑笑，但当时难免苦闷……如今我做了编辑，正在策划一本聚焦生活中的烦恼的书。如果我在高中时就接触了心理学，或许不会这么痛苦了。

我从事校园心理咨询近二十年，确实，在和十几岁的人交谈时，我觉得掌握最基础的心理学知识和技能至关重要。当今时代，有了社交网络，大家自觉内心受挫的情况越来越多了。

说到心理，总觉得那是人与生俱来、无法改变的东西，您是说每个人都可以掌握心理学这门技能吗？

是的。虽然存在无法改变的东西，但也有很多东西是可以当作知识技能来学习掌握的。我一向认为保持心理健康是门技能。在本书中，我将重点围绕"如何保护内心使其免受伤害"这一主题，从最基础的部分开始讲解。

烦恼是生活的调味品

 谷本老师，您接触过很多十几岁的学生，倾听他们的烦恼与焦虑时有什么感受吗？

 很多人认为烦恼不是什么好东西、烦恼意味着消极，觉得陷入烦恼的自己是软弱的，并对此非常自责。

 高中时，我也是这么想的。即便现在成年了，有时遇到些坎坷也会自责。

 每当我有机会和这些自责的人对话，我便会告诉他们："**烦恼其实很酷，这是一种十分积极的状态。**"

 烦恼意味着积极？

 我们常常认为烦恼代表消极，但事实并非如此。小 K，你高中时，是为什么事而烦恼呀？

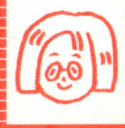

有很多，比如在课堂上表现不好，觉得自己差劲；做事情下不定决心，觉得自己太软弱。

这些确实会让人沮丧。但是也可以换个说法，比如："我想更顺利地理解课程内容。""我希望自己更有干劲儿。"明明是同一件事，但这样是不是感觉心态积极多了？

嗯……

也许切换得有些快。但就像刚刚说的，**烦恼的深层含义是"想要成为更好的自己"**。毕竟自认为完美、无须改进的人压根儿就没有烦恼。而正是因为存在烦恼，人才会成长。

但是，不管多少岁，我还是会因为相同的事而难过，即便现在成年了也会觉得自己完全没长大……

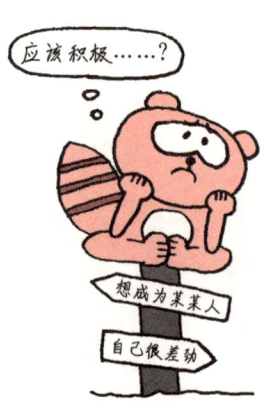

🧑‍🦰 在这种时候，不妨稍稍回顾下过去。回想一下高中阶段发生的事。你当时觉得特别难的事，比如学习成绩、运动、友情，现在还在困扰你吗？

🐻 （闭目沉思中）倒是不会了……

🧑‍🦰 再比如其他的，距今五年前的春天，你还记得当时的自己在烦恼什么吗？

🐻 五年前的春天……发生了什么呢……

🧑‍🦰 你当时一定有烦恼。面对自身的处境理不清头绪，但事态终究是会一点点改变的，不知不觉间你就不那么在意了。

🐻 虽然一度深陷其中，但确实，回过神来，带给我烦恼的事情本身发生了变化，当时觉得无法攻克的难题现在也消失了。

🧑‍🦰 那是因为你当时紧张兮兮地努力去解决问题，并且一路坚持，慢慢地改变了现状。某一天，你突然发现麻烦都过去了。这足以说明，你每天都在成长。

我倒是从来没这么理解过。

 回顾以往的人生，你会发现大家在面对许多事情和规矩时做得都不够完美，但是也能感受到自己每天都在努力生活。想一想"烦恼是生活的调味品"，说不定眼前的困难就没那么难以跨越了。

 确实，这样一想轻松了许多。

 当今社会，成绩发挥着巨大作用。很多时候，仅仅是堆数字便能定义一个人。不少人因为没有产出理想成绩便怀疑自身没有价值，一再被成绩牵制，苦于将成绩不理想的自己与成绩卓越的人放在一起，比来比去。

 一旦上网，会发现有无数个比自己优秀数万倍的人。和他们比一比，真觉得自己一无是处。

 这个时代就是如此，所以更要关注自身一点一滴的变化，将目光放在自身有进步的地方，多夸夸自己。

 夸夸自己……但是该怎么做呢？

那下一节我们学习如何夸赞自己吧。

 好呀。

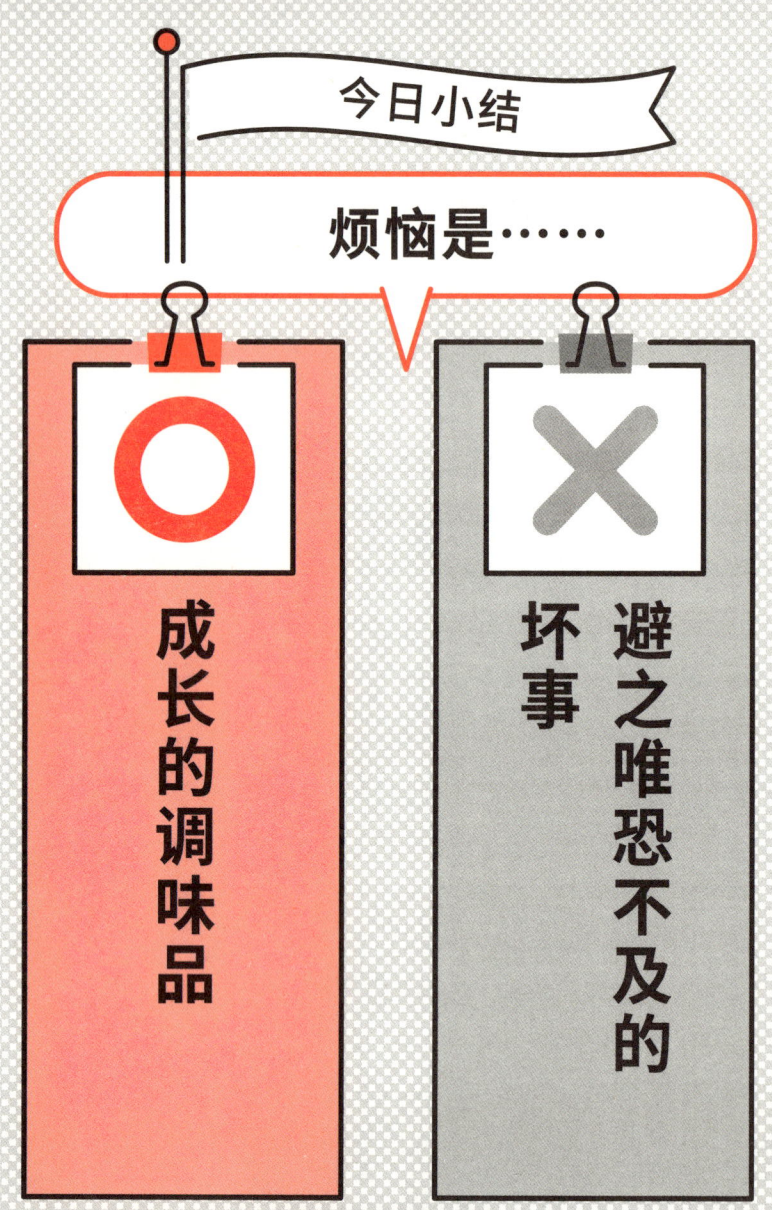

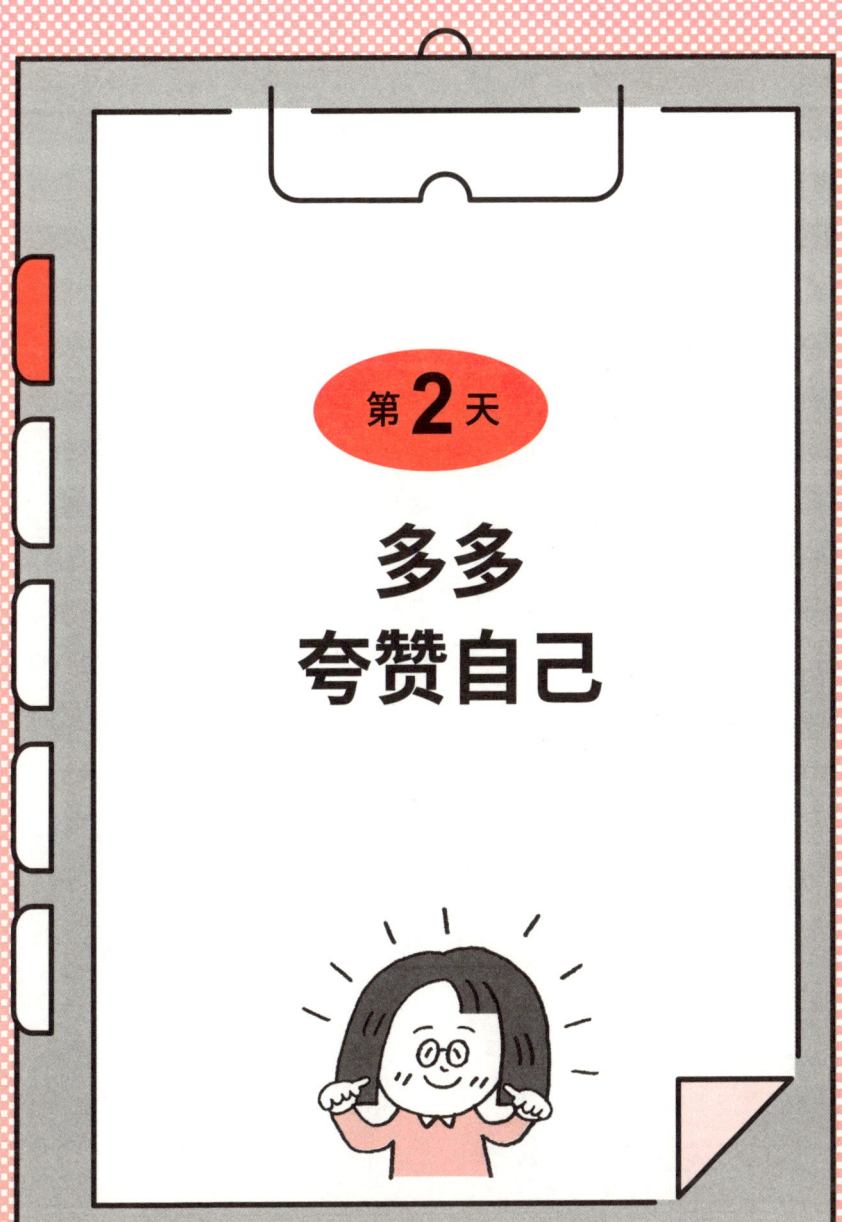

关注成长的过程

上一次您说,多夸赞自己会好一些,我试着做了,但总觉得不自在,有点难……

你真的做到了吗?你是怎么夸赞自己的?

我回想过去是否被人夸过"你真棒",寻找我比别人优秀的地方……结果发现自己竟然一次都没被人表扬过,也无法自信地说出自己有什么特长。我本来是想夸夸自己的,但事实告诉我,我什么优势都没有。这反倒令我更失落了。

想要夸赞自己,却连一个地方都找不到吗?

是的。

有这种想法的并不止你一个人哟。当

很多人想要夸赞自己时，总是用常规的方法。

常规的方法？

在上一章，我说过这种行为——只关注眼前的成绩。在赛跑中获得第一名、考上了知名高中、在公司升职做了经理……注意力全都放在结果上——是否达成了目标、取得了显而易见的成绩、被人称赞"你真棒"等。

是的，我就是这么做的。

我们从很小的时候开始，就在各种各样的场合被表面的成绩定义，当我们开始有意识地评价自己时，采用的方法还是那一套，这也确实是无奈。

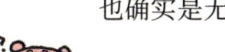

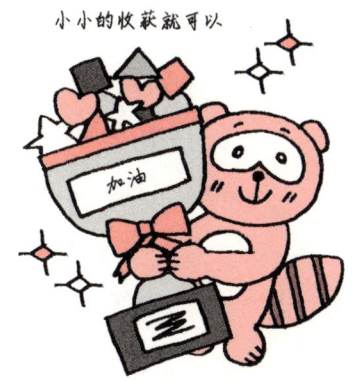

那我该怎么办呢？

一定不能只关注成绩，要学会关注过程。你之前说你在高中阶段总是落后？

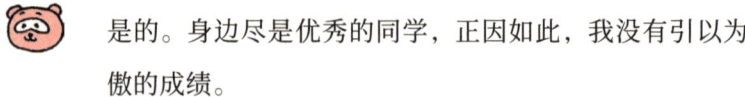 是的。身边尽是优秀的同学，正因如此，我没有引以为傲的成绩。

确实，只看表面的成绩的话，或许就像你说的落后于人，但即便是在这种艰难的情况下，你还是在坚持上学吧？

对，我没有请过一天假。

那你真的很了不起呀。

但我只是害怕请假，并不是因为我很坚强，或者有什么"不服输"的魄力。

当时也许是你说的那样。不过当你长大成人、看清了这个世界的样子、现在重新回顾高中时的自己时，有什么新的想法吗？

嗯……我觉得……欸？我居然能坚持三年。

你也觉得自己在努力,对吧?如此回顾过去,除了成绩,多去看看过程,是不是发现很多事情让你觉得"我其实做得还真不错"呢?!

 不过这是只有我自己知道的小事情……

 小一点也没关系。就算都是小事,一件又一件的,收集到一起,便成了一件了不起的大事。冷不丁表扬自己可能有些困难,**但我们回顾过去的时候,如果将注意力放在过程上,试着收集自己小小的努力**,事情就会变得容易很多。

 我一直都想通过外界公认的方式证明自己,比如取得令人骄傲的成绩、升入名校,但其实不该如此,而是要看到自己已经付出的小小的努力,这样才能挖掘自己的优点。我理解得对吗?

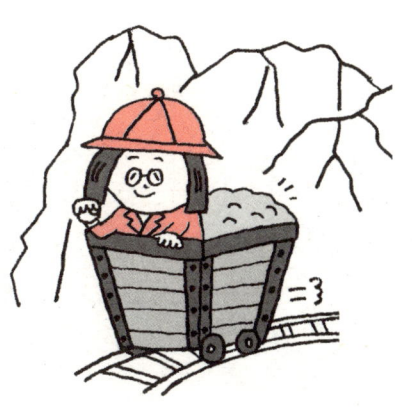

 对的。其实有些和你有相似遭遇的人

已经退学了，但后来他们有的参加了成人考试，有的找到了工作，沿着不同的人生轨迹努力前行。那也是很了不起的事情。所以无论做出什么样的选择，都希望大家给予自己肯定。

 突然改变……还是有些困难。

 没关系，我们可以一点点来。回顾过去，你可能会因为想到痛苦的事情而沮丧，但其实在那些事情背后，潜藏着很多宝贝。不要着急，慢慢挖掘吧。

 宝贝……我也有吗？

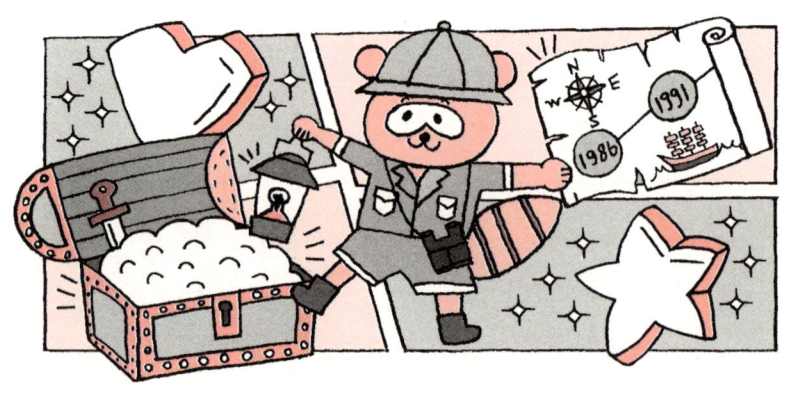

一定有。当把那些只有自己知道的点滴努力累积起来,你的想法就会发生改变——"我虽然有很多不擅长的事,但是想想那些付出的努力,也算做得不错。"这样一想会觉得自己也蛮可爱的,心里顿时涌起一股暖意。

用语言奖励自己

谷本老师，您也会夸赞自己吗？

当然。人生过到现在，我夸过自己很多次了。就算是件小事、是件很微小的事，我也会马上夸夸自己哟。（笑）

比如说呢？都是些什么事？

比如："早上按时起床了！""晚饭做得很好吃！""今天快乐地度过了二十四个小时！"

啊，还真是些小事呢。（笑）

是的。（笑）这种程度的事情就可以了。

除此之外，你还因为什么夸赞自己呢？

我是单亲妈妈，一边工作一边抚养三

个孩子。虽然每天都过得很辛苦，但偶尔会自言自语，比如："不知不觉间，孩子们都这么大了，我一直在努力养娃呢。""已经到毕业典礼了呀。竟然坚持到了现在，我可真厉害！"

果然是在关注过程。

是啊。**如果把注意力放在过程上，看到自己虽然背负着各种各样的压力，但努力地坚持到了现在，会感慨自己也没那么一文不值。**一开始可能有点害羞，但多说几次就适应了，久而久之便会成为习惯。我们常说要多奖励努力的自己，而除了物质奖励，我还推荐语言奖励。

我非常期待得到奖励，我要自己试试看……

今日小结

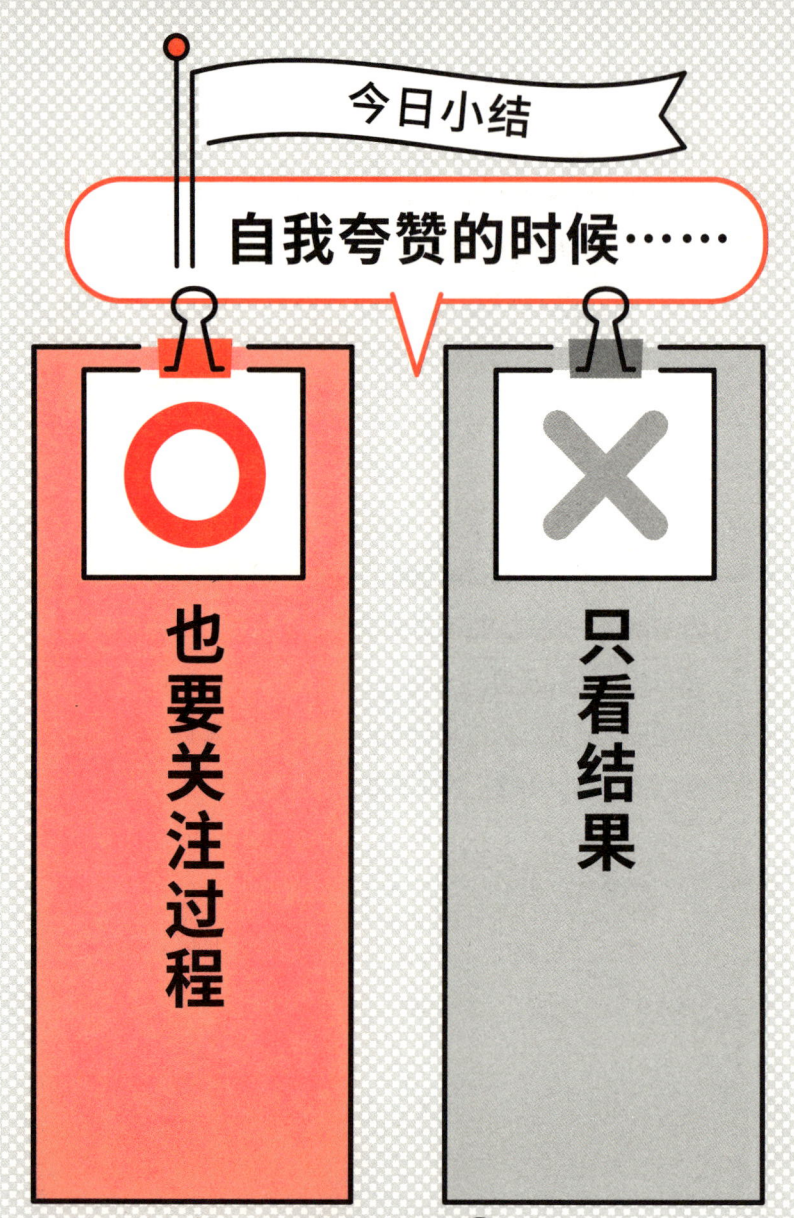

自我夸赞的时候……

○ 也要关注过程

✕ 只看结果

不脆弱的技巧 2
尝试收集
一点一滴的努力

第 **3** 天

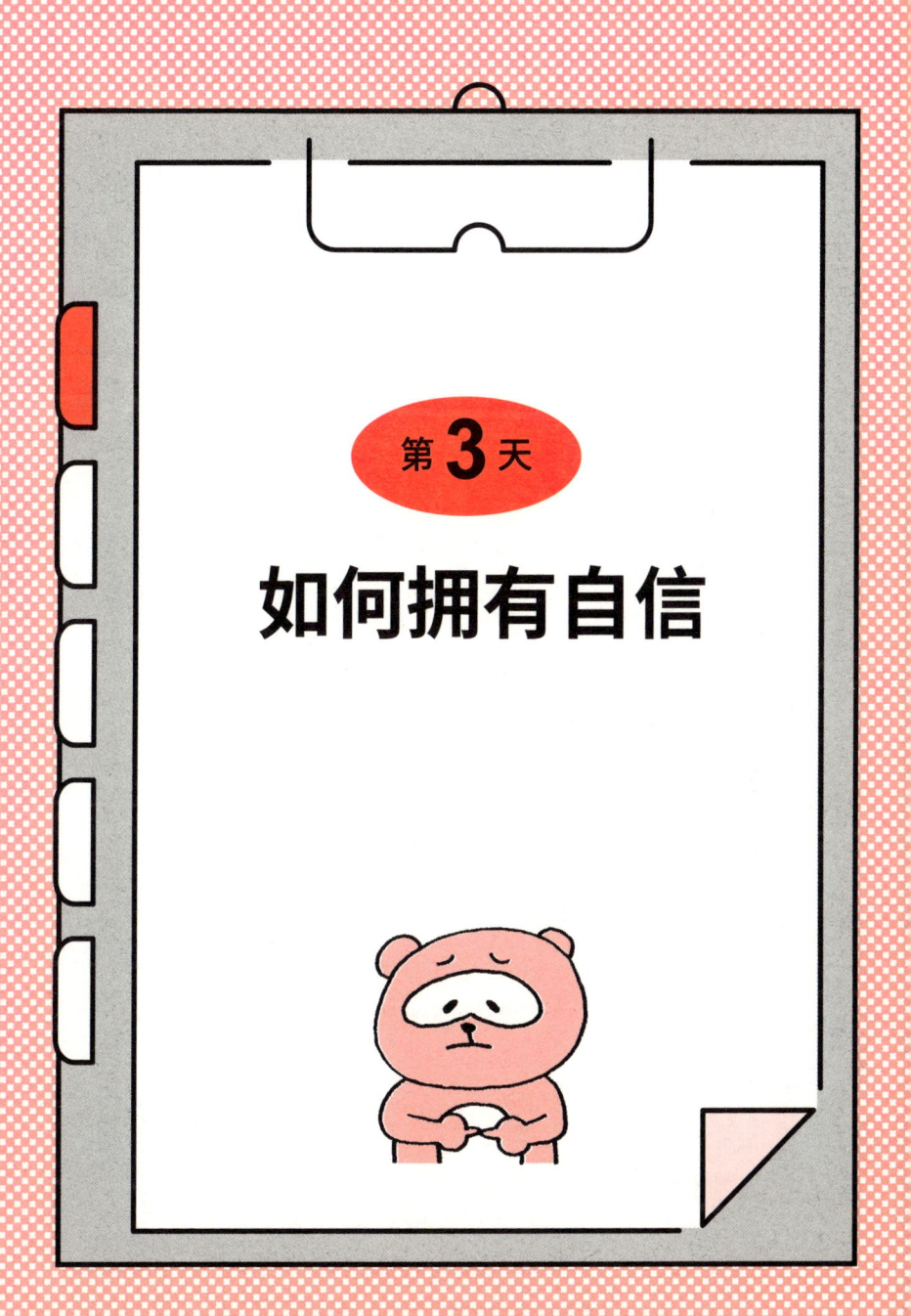

如何拥有自信

顺其自然地接受自己

👧 我们经常说"我要对自己有信心",或者"那个人好像对自己很有信心"。小K,当你听到"对自己有信心"的评价时,脑海中会浮现什么模样呢?

🐻 嗯……也许他做出了确实可以被称赞为"你真棒"的优秀成果吧?因为他拿出了切实的成绩,所以有底气相信"我能行",或者他能够光明正大地说出他的主张,说出"我就是这样"。

👧 确实,有了被人认可的成绩,更容易相信"我能行"。

🐻 本来嘛,如果没有拿得出手的证明,就很难有自信。啊,说着说着我想到,这和上次自我夸赞的话题有点像呢……

👧 是的,自我夸赞和拥有自信是相通的,一以贯之。我猜测小K你刚才考虑过，要想拥有自信，就必须有足以令人信服的成绩。其实，就算没有那种客观的东西，一样可以拥有自信。

真的吗？

是的。相反，那种只讲成绩，也就是上次提到的，**将成绩或结果作为证明才感受到的自信超乎想象地脆弱**。因为结果不错才拥有自信的人，如果下一次因为某些原因没有得到结果，你觉得会怎么样呢？

毕竟此前一直有收获，所以会备受打击吧。就像我高中的时候被甩在了后面……

很容易就会产生"我已经不行了"的想法吧。

是的。既然如此，我们该依据什么呢？

秘诀就是我上次提到的：回顾过去，专注过程，收集自己付出的小小的努力。小K，你试着做了吗？

虽然做得马马虎虎，但至少试了试……

我很开心你尝试了。当你专注回顾过去的自己,感觉如何?

我想起了几件以前从未正视过的事,还有一些早就抛诸脑后的事。而且,我没想过自己做得还不错,当然这种感受只有一点点。相比谷本老师您这种习惯自我表扬的人,我还差得很远……

没关系的,慢慢来。一旦习惯了欣赏自己,就会发现,无论是好的一面还是不好的一面、擅长的事还是不擅长的事、成功还是失败、长处还是短处、强项还是弱项,抑或是不成熟、能力不够都没关系——以上种种都是我。

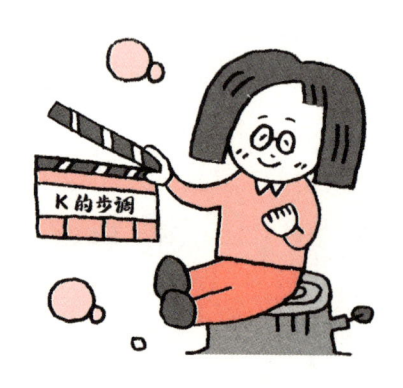

🐻 接纳自己的全部……

👧 我认为，**全盘接纳那个肩负着各种各样的事情努力活到今天的自己，才是真正的自信。心里想着"明天开始也要继续努力下去"，才是真正的自信**。

🐻 真正的自信……这和我至今为止的感受不太一样。

👧 通过上一次谈话，你应该知道，当我们把注意力放在过程上，会发现那些只有自己经历的宝藏般的过去大多都沉睡着呢。而它们都会成为你拥有真正自信的证明。

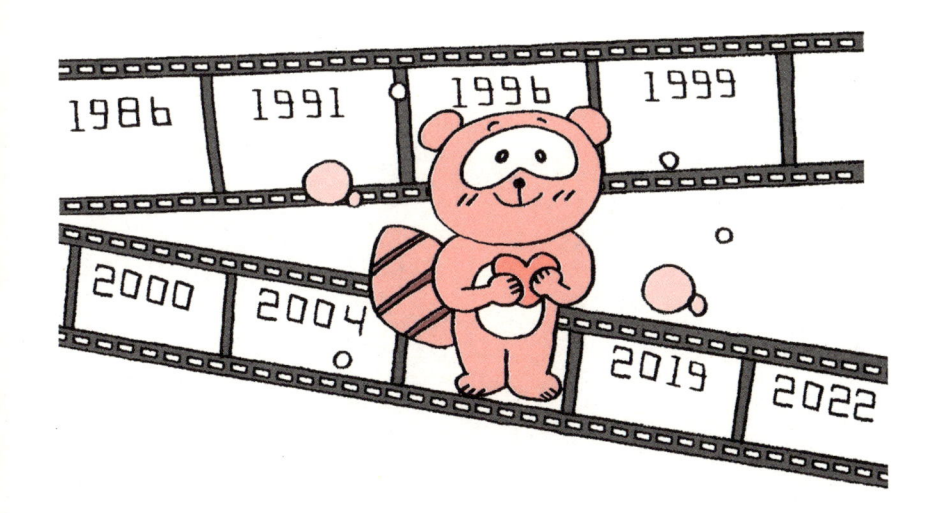

就算没有值得被人称道的优秀证明也没关系。

是呀。能活到现在,本身就很了不起了。请相信自己的步伐和力量。从现在开始,回顾过去,寻找自己付出的小小的努力吧。在坚持的过程中,你会收获真正的自信。

嗯,好的。我会一点一点去做。

自信像波浪一样起伏

🧑 还有一点，我想告诉你："自信并不是一旦拥有就高枕无忧，一辈子都可以安心了。"**自信会忽高忽低，像波浪一样起起伏伏。**

🐻 就算拥有了，也会减退吗……

🧑 是啊。即便是充满自信的人，遇到沮丧的事情，心情也不会像平日那般高涨。自信减退是正常现象。

🐻 谷本老师也如此吗？

🧑 当然啦。但我知道，当某个契机来临时，我会再次恢复自信，所以我还是会多多夸赞自己，尽量不让自己受到无关紧要的伤害。当我面对课题任务感到烦恼时，就会想到之前提到过的"烦恼是成长的调味品""人生的经验值又提高了"。实在没有办法的时候也不要慌张，一时的忍耐也是必不可少的。

我现在知道了自信时多时少是很正常的，但这世界上总归有自信满满、坚定不移的人吧？

也许有人看起来如此。然而，**自认为"我什么都能做到"，这种以为自己无所不能的自信也有危险的一面**。

有些自信是危险的吗？

比如说，拥有"我一直都是对的""错的是你"之类想法的人，不会反思自己的行为，也听不进去别人说的话。如果抱着这种态度与人相处，就会经常挑起矛盾。

确实，有些人绝对不会向别人道歉。

一旦事与愿违，就会甩脸色、把责任推给别人，抑或是抱怨环境。毕竟比起直面自己，把责任甩出去更轻松。有些人看起来总是自信满满，是因为他们习惯了逃离与自我较劲的状态。

原来如此。好像从今天起,我对自信这个词的印象发生了颠覆性的转变。真正的自信应该用"灵活""柔韧"之类的词来形容。

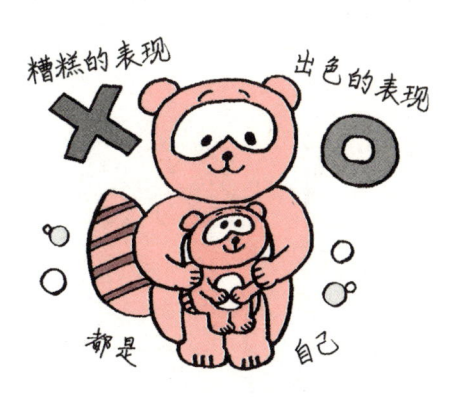

没错。**真正的自信,是不回避自己的软弱和不成熟,坦然地接纳自己。**

今日小结

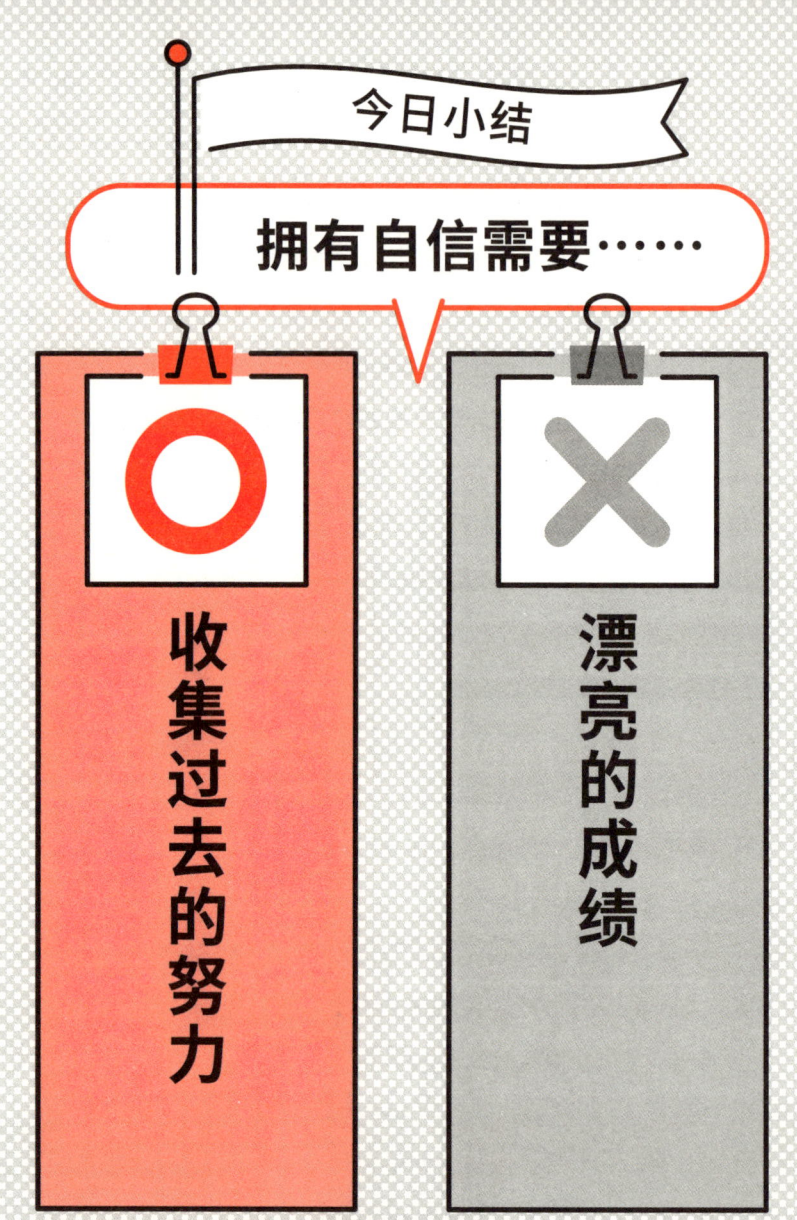

拥有自信需要……

〇 收集过去的努力

✕ 漂亮的成绩

不脆弱的技巧 3
毫无保留地
接纳自己

第 **4** 天

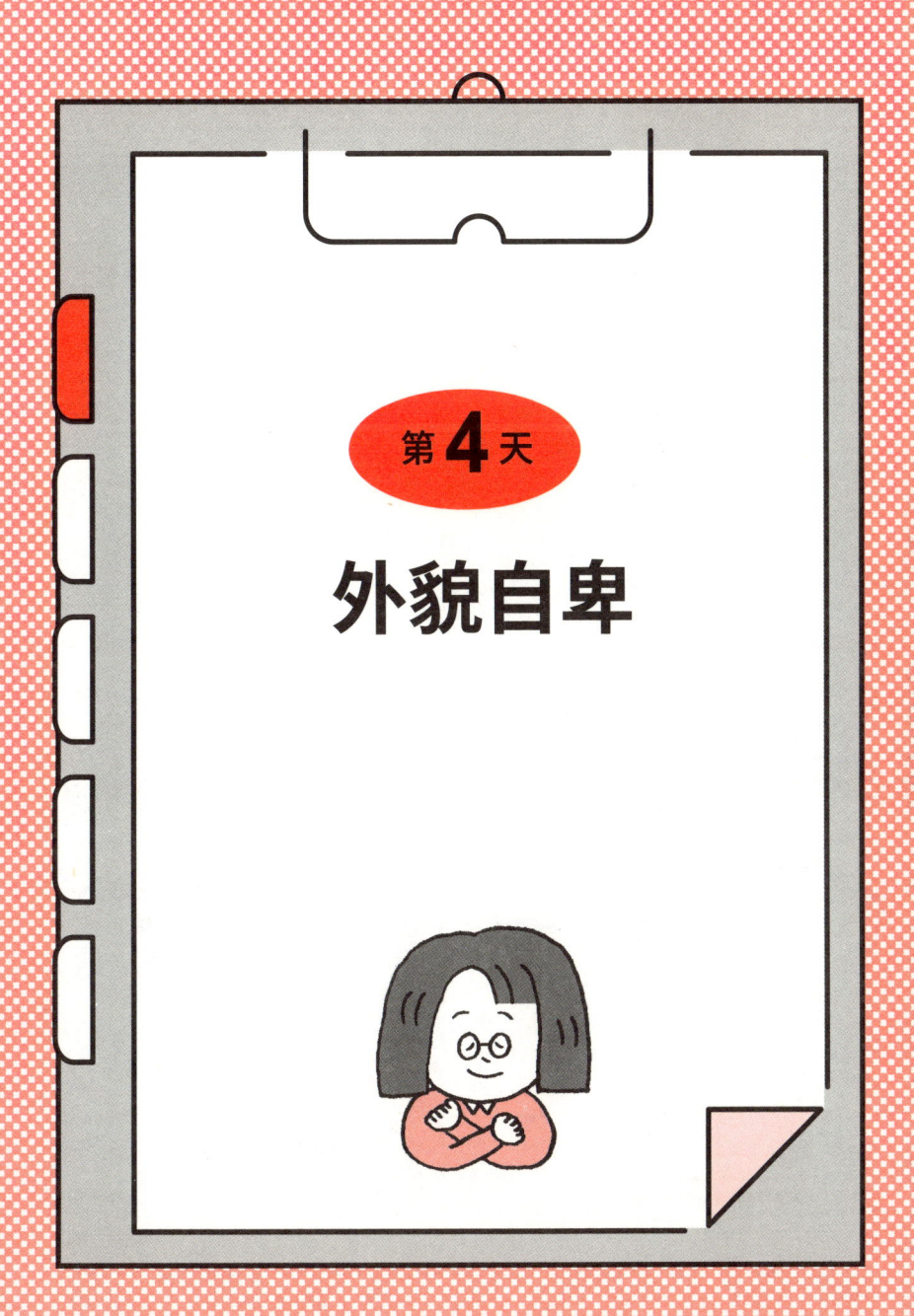

外貌自卑

因人而异的印象评价

🐻 最近,美容整形、脱毛、减肥等广告随处可见,刺激了大众对外貌的敏感神经。我曾在地铁里看到有广告推荐十几岁的人做双眼皮手术,吓了我一大跳。

👧 很多人对自己的外貌自卑。我在校园做心理咨询时,经常听到有学生说"我太丑了""不可爱""不帅""想整容"。

🐻 在所有关乎自身的烦恼当中,外貌焦虑是最严重的。毕竟有很多身体特征是与生俱来的,自己无能为力。尤其

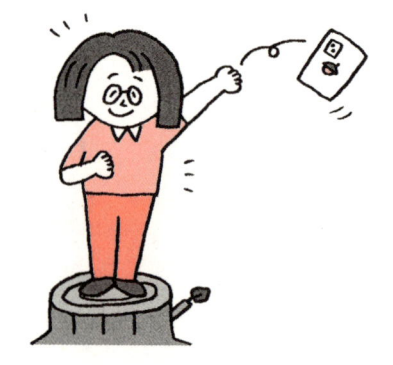

是十几岁的人，正处于对外表异常敏感的年纪，再加上如今通过社交软件能轻易和别人比较，所以我非常理解大家执着于改变自己的想法。

不仅是外貌，**所有的自卑情绪都是共通的。追根溯源，往往都是受到了周围人的言辞影响。**比如父母和亲戚评价"你的鼻子很圆，像爸爸""你姐姐明明很瘦"之类的话，都是说者无心听者有意。

说者并非出于恶意，他们只是想开个玩笑，但听者会一直记得。

另外，兄弟姐妹或朋友之间吵架时，为了争过对方，有时会揪住对方的长相特点添油加醋，或者嘲讽对方是傻瓜，

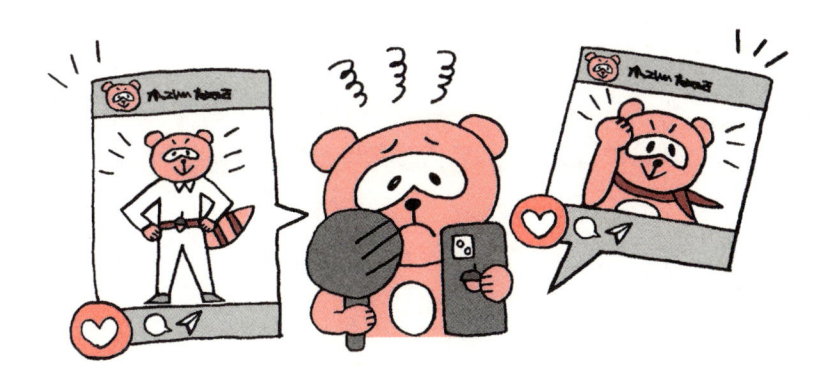

是吧？

啊……是的，我从小脸上就有非常多的痣，小学时被人嘲笑"脸上沾鼻屎了，真脏！"。在那之前，我完全没在意过脸上的痣，突然被人嘲笑后，感觉很丢人。直到现在，我还是很怕别人碰我的痣。

竟然有这样的事。更进一步讲，媒体和社交网络常围绕人的长相编辑话题，诸如"可爱""帅气"，或者"丑女""难看"等词语在潜移默化之中对我们造成了深远的影响。这类词汇和信息累积起来，容易催生很多人的自卑感。

"因为脸上有这样的部分，所以我很丑"或者"因为身材如此，所以被人瞧不起"，很多人都认为原因在自己，其实也可以像您说的那样思考吗？

是的。**评价一个人，依据并不在被评价者身上，往往是评价者基于自身过去的经验和思维习惯说出来的。**

评价者的经验和思维习惯？

对,偶尔会有人对他人的外貌发表一些过分的言论,但那只是那个人的想法,在其他人看来是完全不会在意的,甚至还可能是充满吸引力的特点。

我想到一件事。以前,有人看着我的脸说"你总是咧着嘴,看起来傻乎乎的",第一次听到这种话,我有点震惊,以至于很长一阵子都笑得不自然了。但是没多久,又听人说"你总是笑着,和你说话很放松"。

你瞧,其实你本身没做任何改变,但是看的人不同,对你产生的印象便不同。

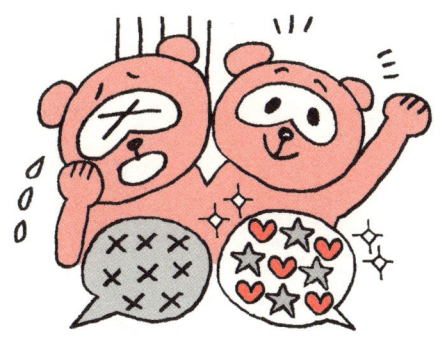

对一个人的评价是很主观的

是这样的。我会疑惑:"欸?我到底符合哪种评价呢?"

就像你经历过的,**对于一个人的印象,很多评价主观且敷衍,并不公正**。所以我特别希望那些开始在意外表的十几岁孩子,不要被别人脱口而出的评价所左右。如果因为太在意这些而自卑,把自己的魅力掩藏起来就太可惜了。

缺乏稳定的内核，容易受人摆布

如果我们能够认清外界评价主观且敷衍的事实，或许就会减少因外表而受到的语言伤害，也会缓解自卑情绪。但另一方面，在当今这个时代，就像刚才说的广告一样，也可以借助美容整形之类的方法花钱消除自卑感吧？

是啊，有人会靠那类途径摆脱自卑感。

您觉得那算是一种方法吗？

算是吧。如果那是本人充分认可后决定做的，也算是不错的方法。但我个人觉得，美容整形虽然能够让人变得像某个人，却不可能真的变成那个人。你现在崇拜的名人，也许几年后就不再受欢迎了，现在流行的"可爱"，几年后可能就不再"可爱"了，"美丽""帅气"的审美标准在未来也会发生变化。

确实,流行趋势瞬息万变。

我们每个人都在一样地变老。十几岁的人可能很难理解,但皮肤就是会因重力而下垂,身体也会随着老去渐渐失去活力。(笑)一辈子很长,如果一个人仅局限于外表,那么他甚至会害怕年龄增长。

有道理。

医美也好,减肥也罢,如果认为自己的价值是由别人的评价所决定,一定会感到辛苦。如果没有稳定的内核,总有一天会受到环境影响。比起被别人的评价左右、不断地改变自己,**重要的是明确自己到底想怎样生活下去、重视的东西是什么**。

毕竟大家很容易获知外界的评价,所以情不自禁就会在意。但更重要的,是自己。

是啊。听起来像是些漂亮话,但我真的相信,**与自己相处**

的过程，会通过人的表情、肢体、气质等体现出来，与本人的个性及魅力息息相关。

长这么大，我几乎没有认真思考过内心需求，所以我想腾出时间面对自己。

今日小结

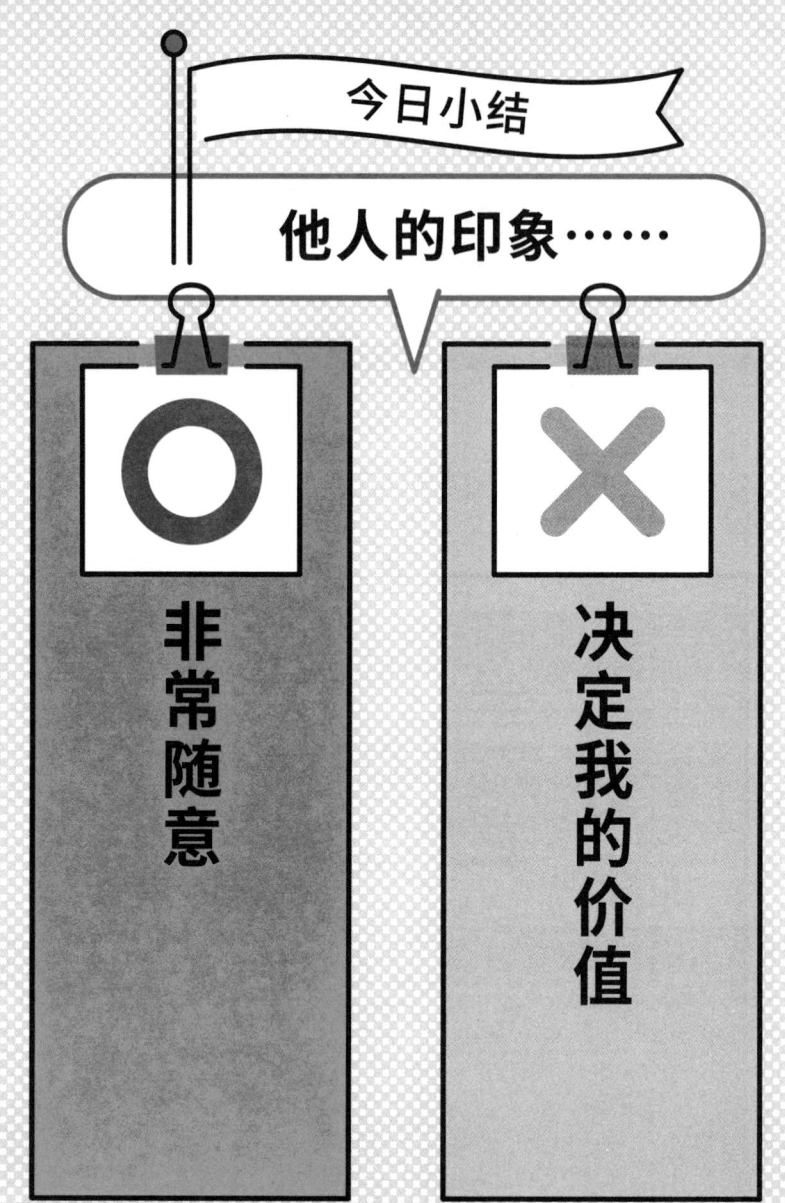

他人的印象……

⭕ 非常随意

❌ 决定我的价值

不脆弱的技巧 4
<u>多问问自己
想要如何生活</u>

第 2 章
让大脑和身体得到休息

- 脑袋里充斥着烦恼与焦虑。
- 没有任何空隙，身心疲惫。
- 但又有很多事情不得不做。

这种时候该怎么办呢？本章为大家介绍调节身心的技巧。

第5天

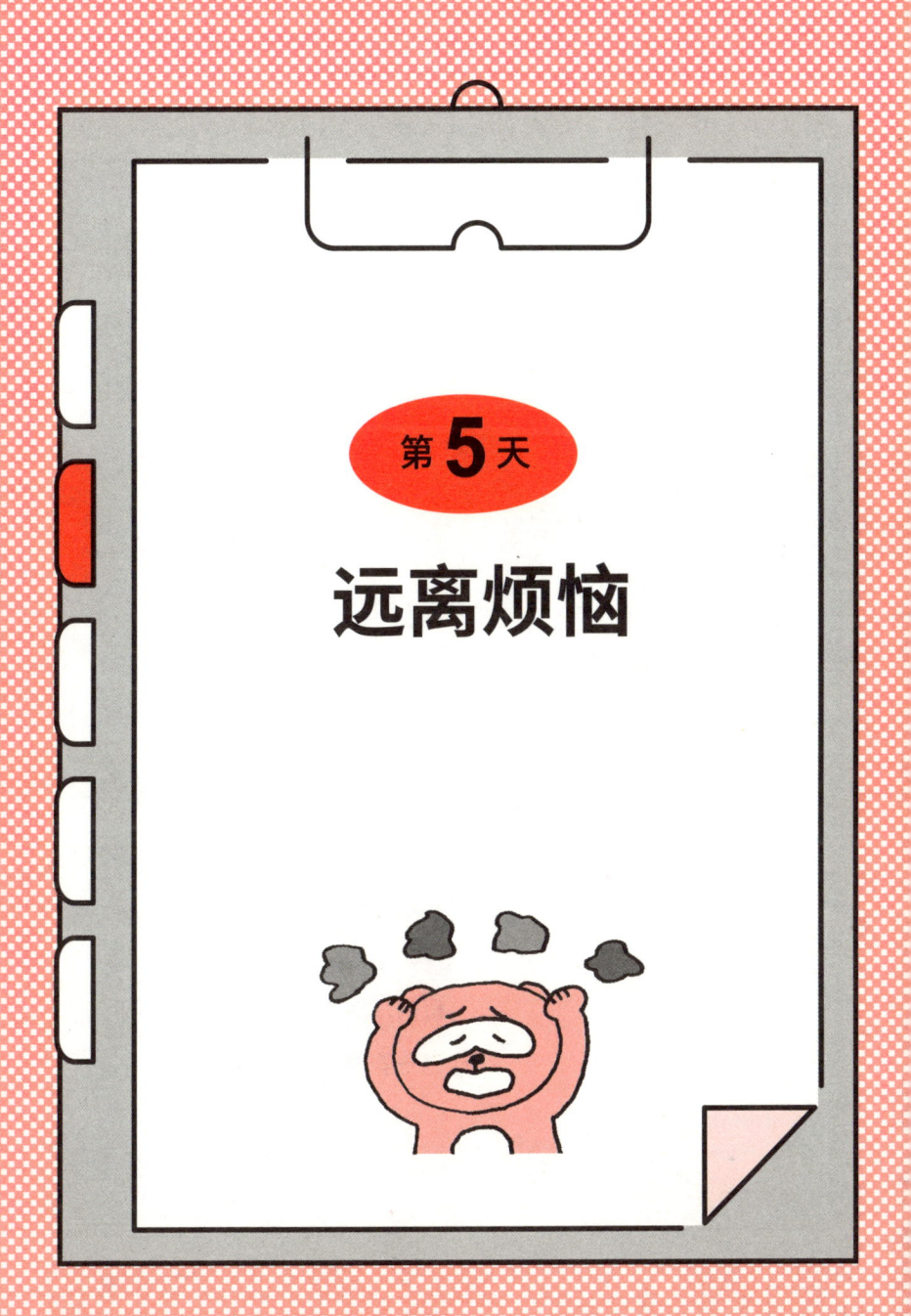

远离烦恼

留出一些时间，什么都不想

> 自从跟您学习心理学技巧之后，确实感觉心情放松了许多。话虽如此，人生中的很多难题是无法马上解决的。

> 是啊，如果每次都能立竿见影就好了，但很多时候我们只能坚持忍耐，等待暴风雨过去。

> 一直抱着难以解决的烦恼和焦虑，就像一直背负着沉重的包袱，会很累……当心情烦闷时，您是怎么排解的呢？

> 总的说来，首先要与烦恼和焦虑的情绪保持距离，一直思考同一件事情，或者反复回忆艰难的情况，相当于我们在不停地承受巨大压力。因此，我**会暂时从烦恼和焦虑中抽离出来，给自己一些时间什么都不去想**。

> 明明超级想理清痛苦的根源，首先却

是远离。算是做了件相反的事……

当你感到无法承受的压力或焦虑时,就像一个装满水的杯子,只是因为液体表面的张力才没有溢出来,若是持续往里加水,水就会瞬间溢到外面。

真的是到了极限呢。如果不把水倒出来一些的话……

对呀,当务之急是降低水位,哪怕一两毫米也好,但很多人却反其道而行。一直思考同一件事、反复钻牛角尖,等同于往已经装满水的杯子里继续加水。

呜呜呜……我一直都是这样的,明明什么都装不进去了,还在往杯子里继续加水。所以,真的好累。所以,第一步我得先减少点水。您说的这个比喻太形象了。

心和杯子一样,如果不预留出一部分空间,就会很快超出容量。我自己有时也会因为一些鸡毛蒜皮的事情感到烦躁不安,冲动之下与人产生矛盾,情绪轰的一声崩掉,然而事后却发现:"欸?就这?"

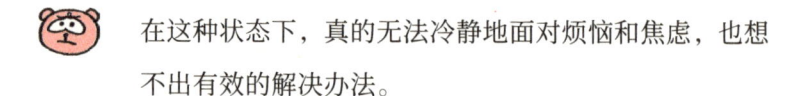

🐻 在这种状态下,真的无法冷静地面对烦恼和焦虑,也想不出有效的解决办法。

👧 所以呢,远离烦恼和焦虑,给自己留出什么都不想的时间,就相当于降低了杯子里的水位。水位下降,留足了空间,才有余力客观地考虑自己的事。

🐻 看来无论遇到什么事,留出余地都很有必要。

👧 没错。人们经常说"八分饱有利健康"。我想这句话不仅仅是胃,心灵也很适用。给心灵留点空间,**让内心保持八分满,哪怕发生意想不到的事也有余力应对**。

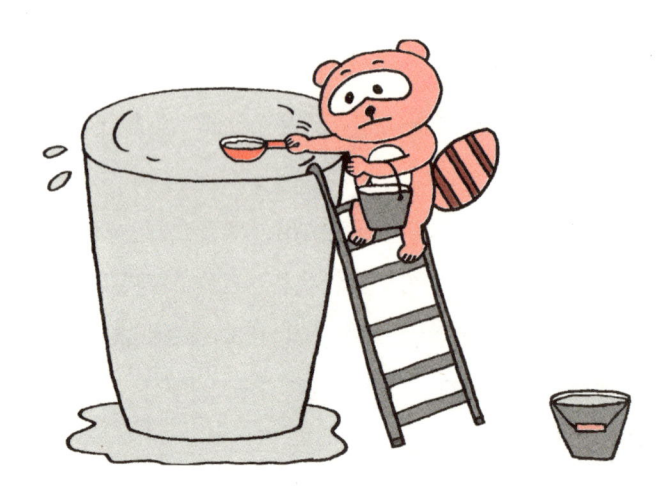

埋头做自己喜欢的事

🐻 当我有无法马上解决的烦恼和焦虑时，即便想从痛苦中解脱出来，也会觉得非常困难。比如，为了和烦恼保持距离，嘴上说着"好了睡觉吧"，钻进被窝，结果各种各样的事情走马灯似的浮现在脑海里……

👧 确实有时候想事情停不下来，以至于晚上睡不着觉。遇到这种情况，我会全身心地投入到喜欢的事情中。

🐻 喜欢的事情……比如呢？那是什么感觉？

👧 就只是做喜欢的事。前阵子，无论是工作还是生活，我都有些力不从心，某些节点我真想大喊一声"已经到极限了"。于是我单手拿着零食和饮料，一口气看了很多以前喜欢的电影和动漫；还戴着耳机用电子琴尽情地弹奏喜欢的曲子，毫不担心漏音。

这样一整天就过去了。

🐻 哇……沉浸式放松。

👧 除此之外，我还做了一些只需要动手的简单工作。几年前我就开始自己制作手账了，趁此机会，我大脑放空地绘制手账的表格线。

🐻 原、原来是这样。那有什么效果吗？乍一看，这只是为了逃避现实……

👧 烦恼和焦虑本身并不能得到解决，但**当我们沉浸在喜欢**

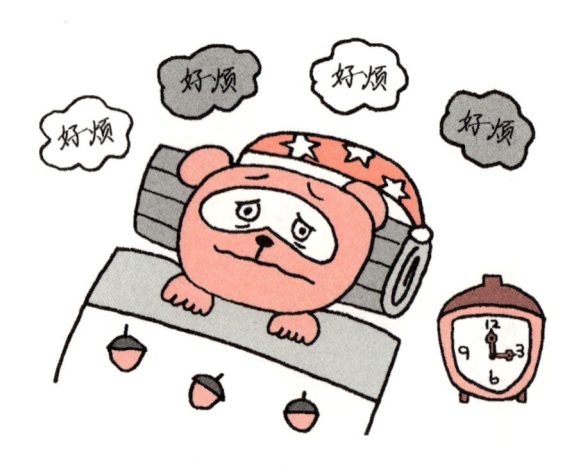

的事物中，埋头做事时，意识就会转移到那里，在短时间内忘却烦恼。这便是一种与烦恼和焦虑保持距离的状态。

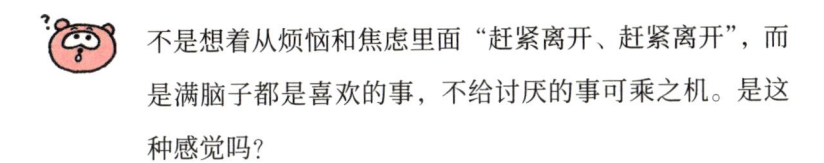

不是想着从烦恼和焦虑里面"赶紧离开、赶紧离开"，而是满脑子都是喜欢的事，不给讨厌的事可乘之机。是这种感觉吗？

是的。我在休息日里躲进自己的小世界，埋头给手账画横线，到晚上睡觉前就会释然——总有办法的吧。忘记时间，全身心投入，不仅能丰富人生，还能支撑自己度过疲惫和痛苦的阶段。小 K，你有什么爱好吗？

之前没怎么想过……不过当我边散步边看风景，再摸摸爱犬的时候，心情会很平静，感觉时间过得特别快。

好惬意的时光呀！至今从未思考过自己有什么兴趣爱好的人，请一定要借此机会认真想想。当你意识到"我喜欢这个"的时候，会觉得自己又多了一个伙伴。

我之后会好好考虑的。

人生中有很多事情无法立马得到解决，有时候可以在喜欢的事情上借把力，努力给内心留点空间，把烦恼托付给明天。当你每天都这样生活的时候，你会突然发现解决的办法，会突然遇到帮助你的人，也逐渐不再钻牛角尖。重视自己喜欢的事情吧。

今日小结

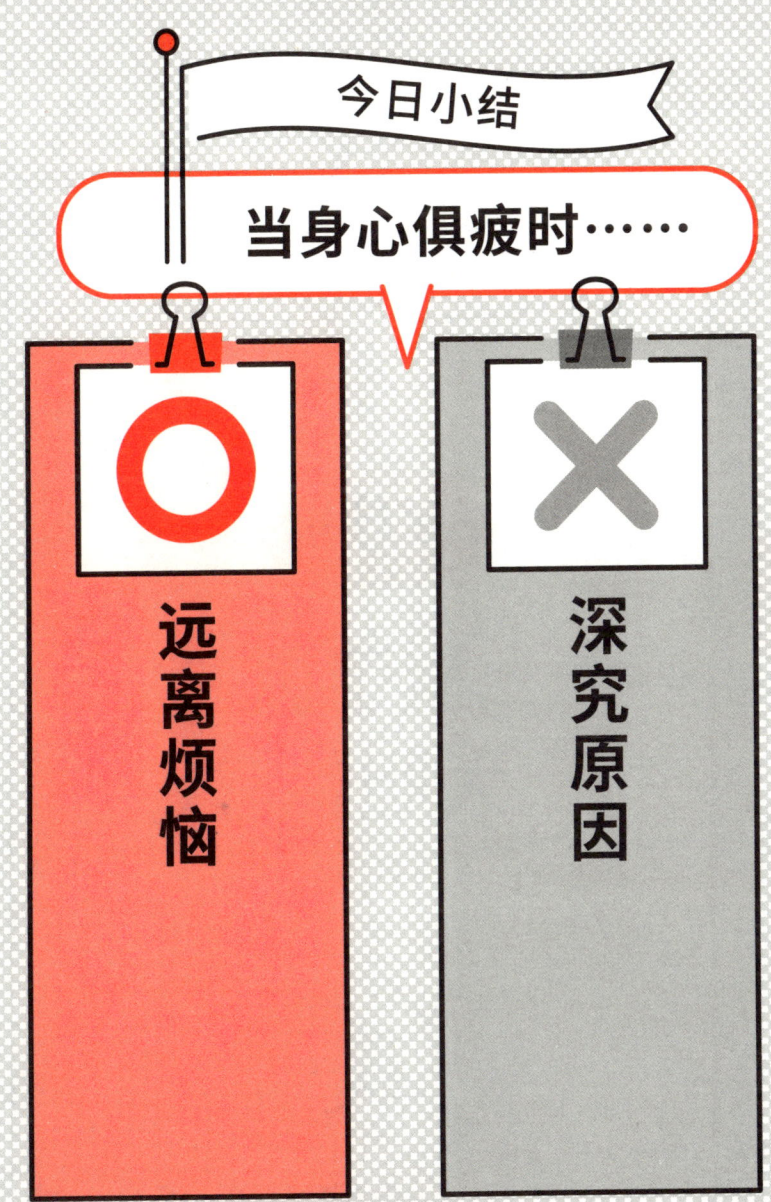

当身心俱疲时……

○ 远离烦恼

✗ 深究原因

不脆弱的技巧 5
**埋头做
自己喜欢的事情**

第 6 天

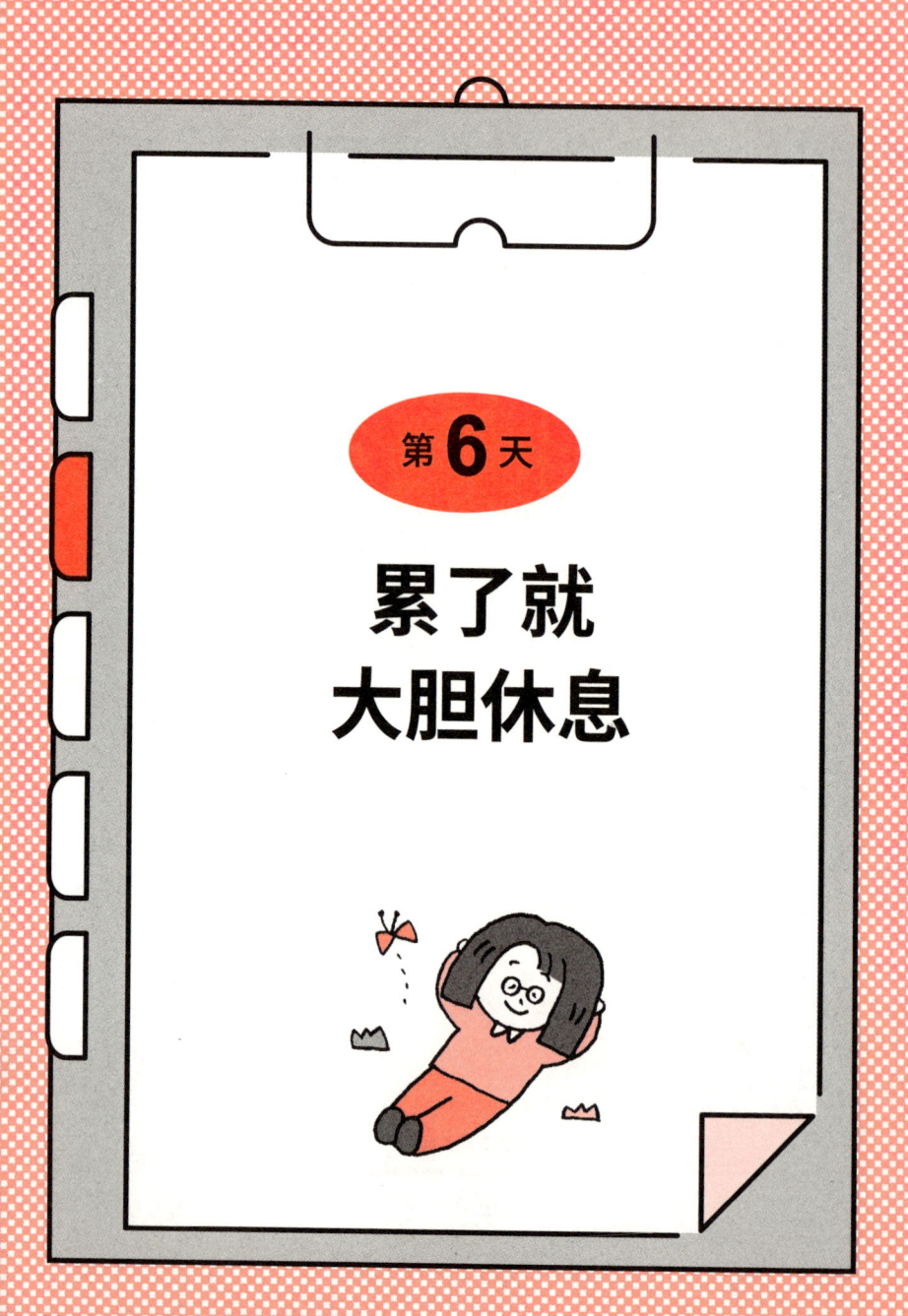

累了就
大胆休息

相信身体的感觉，尽早休息

> 上回我们聊到了远离烦恼和焦虑。还有一个与之相关的话题是"累了就大胆休息"。你对休息有什么看法呢？

> 我总担心那是在偷懒，或是给别人添麻烦，心里会内疚。上高中的时候，即便只休息一天，也会害怕自己不合群。

> 最近倒是不怎么听人提了，但我小时候知道一种叫"全勤奖"的制度，专门奖励在一定时期内一天都不休息的人。我们从小就被教育努力工作、不图休息是件很了不起的事，所以长大后出现你那种想法也在所难免。

> 如果没有什么特别的理由，比如发高烧，学校是不会允许请假的，我自己也不想请假。工作后也是如此。

> 无论对孩子还是大人来说，休息都是

必不可少的，但大家都不敢轻易请假。

嗯……往往是一边欺骗自己，又一边强迫自己。

但是，疲劳具有使人变废的强大魔力。当你筋疲力尽、没有余力的时候，碰到一点芝麻小事就会发火，待人接物气冲冲的，内心烦躁难以应对学习和工作，控制情绪的能力越来越差。人际关系因疲劳而受到影响的情况屡见不鲜，考虑到这一层面，还是累了就早点休息为好。

忠言确实有些逆耳。前几天，我发了脾气……

发生什么了？

那天我出差累得够呛，到家之后发现网购的包装纸盒就扔在客厅里，便对家里人发泄了一通，当时我说："为什么不收拾一下呢？！我都提醒过多少次了！下次再也不相信你了！"之后的几天，家里气氛一直很紧张。

有这回事呀。人一旦累了确实会这样，说出自己平时根本想不到的话，平时觉得无关痛痒的小事会在这一刻成为触发暴躁情绪的开关。由此陷入负面循环,导致思维方式变得十分消极。

事后我边泡澡边回想当时为什么说那种话,我开始讨厌自己。

冷静下来可以反省一下。毕竟被疲劳支配也非你的本意。

是呀,我也不想那样。

当你自觉和平时相比有哪里不对劲儿时,意味着你已经发出了让自己休息的信号。心理状态难以被周围的人察觉,对什么事情感到累向来是因人而异的。相信身体的感觉,大胆地休息吧。休息不仅对自己,对周围的人也有好处。

看来,累还是不累,得根据

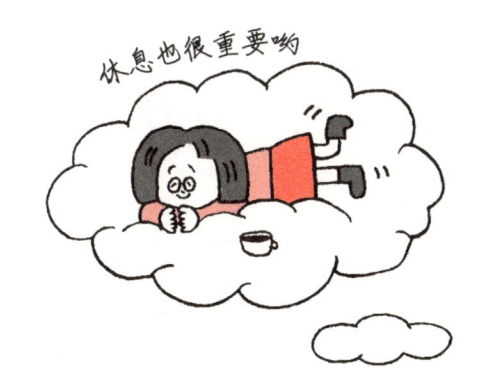

自己的感受判断。

没错。请重视自己的感受,早点休息。

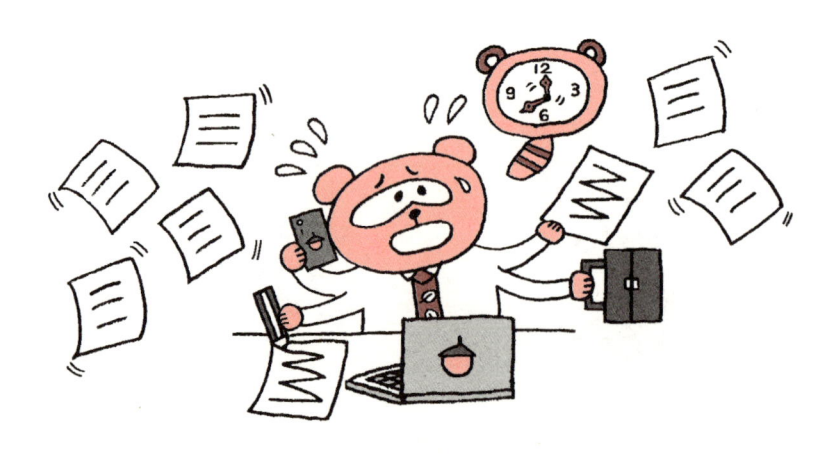

告诉自己可以休息

🐻 但是，生活中总有一些节点是无法休息的。例如截止日期和考试时间都是事先定好的，无法改变。即使我想休息，也有被追赶着休息不了的时候。

👧 当然存在这种情况。如果很难休息一整天，那几个小时、几十分钟也是可以的。一天当中不能在某个时段休息一会儿吗？

🐻 一、一会儿的话……但是，在这几十分钟里明明可以记住十个英语单词，竞争对手在这段时间里可能还在努力……一想到这些反而让我更累了。

👧 当我被逼得难以安心休息的时候，我一定会在休息前仪式性地告诉自己可以休息。

🐻 告诉自己可以休息……？

🧒 比如说，考试前我想小睡的时候，就想着："如果现在身体垮了就不能参加考试了，现在睡觉也是为了考试。"由此发现休息的必要性，告诉自己去休息吧。

🐻 就算允许自己休息，也很难立马切换心情……

🧒 如果很难找到确切的休息理由，那就干脆对自己说："不行了！已经到极限了，现在就睡！"我经常这么做。

🐻 这样也许可以……

🧒 明明身心都已经到了极限，脑子里却犹豫着："我可以休息吗？"这跟同时踩刹车和油门一样，令人更累。你允许自己休息时，因休息而产生的愧疚感会减少，那这段时间就变成了纯粹的休息。而且，**好好休息之后，以清醒的头脑开始学习和**

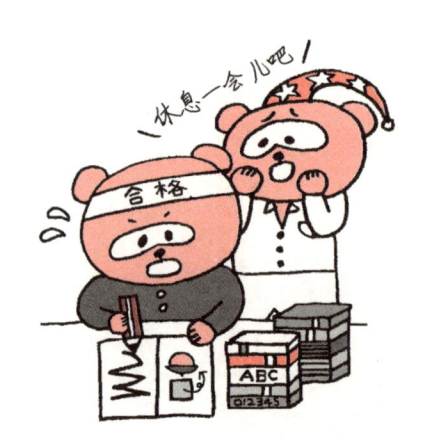

工作，进展肯定更顺利。

确实，困得不行的时候、提不起干劲儿的时候，做什么都不顺利，会更焦虑。有时候我无法按预期推进工作，与其坐在办公桌前硬耗着，换换心情稍微去外面走走，或者当天睡一觉第二天再做，很快就能完成。

我经常如此。

我十几岁的时候，也曾在考试前通宵达旦地学习，现在回想起来，真是太莽撞了。

我绝对不建议削减睡眠时间。短期内也许能看到效果，但长此以往，会给身心造成难以挽回的损害，会增加面瘫和猝死的概率，切记要避免。

学习和工作都是建立在身体健康的基础之上呀。

那当然了。无论是从身心健康的层面，还是从效率的层面，让自己休息是绝对有必要的。从今天开始，累了就大胆休息吧。

被工作的截止日期追着，不知不觉就容易忘记内心的感受，所以我得写张"累了就早点休息"的便条贴桌子上。（笑）

今日小结

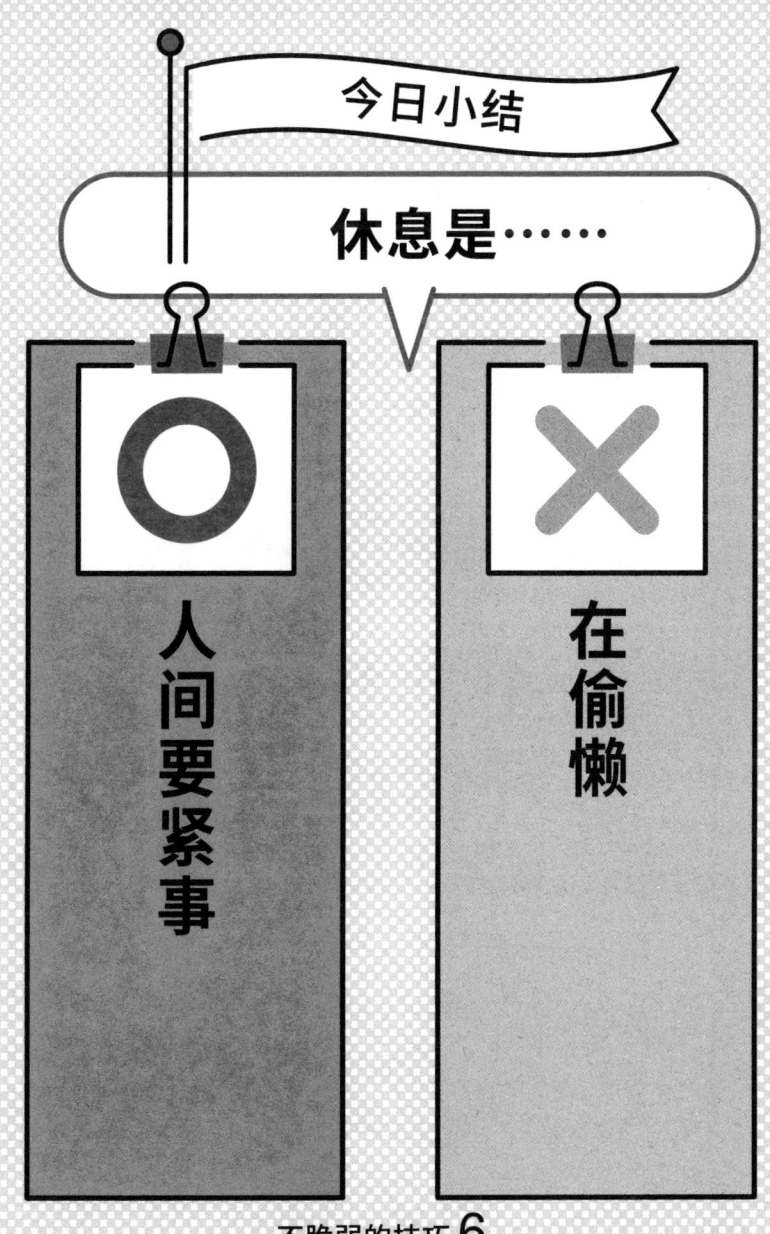

休息是……

〇 人间要紧事

✕ 在偷懒

不脆弱的技巧 6
允许自己大胆地休息

第 7 天

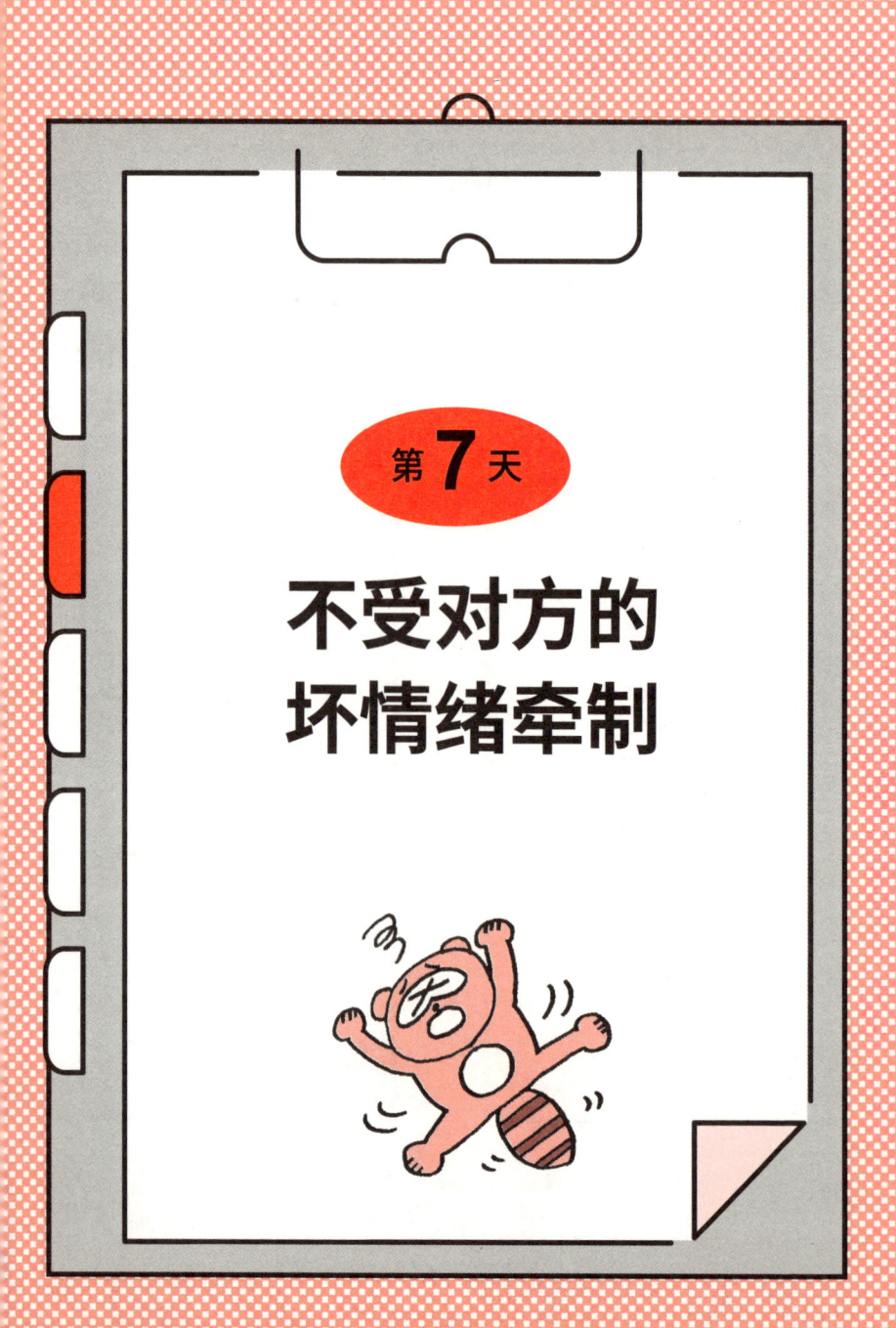

不受对方的坏情绪牵制

揣测对方遇到了麻烦

🐷 上次您建议我"允许自己大胆地休息",于是我有意识地在精力耗尽前就提早休息了。

👩 看样子你做到了呀。真为你感到高兴。

🐷 不过,我发现一个问题……

👩 什么问题?

🐷 嗯,如果只根据自己的情况决定何时休息,会与周围的人产生矛盾。就比

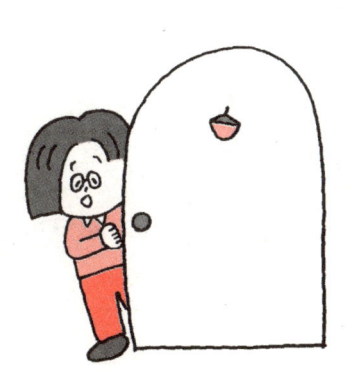

如说，上次提到的考前小睡的话题，其实如果备考时睡觉，我想很多父母会对此有意见。

感觉他们会脱口而出"马上考试了你不学习吗""这种时候你还睡得着吗"，我在养育三个孩子的时候，也会忍不住发牢骚。

您也有这种情况吗？

当然了。也许孩子在学校或者补习班里努力学习，但毕竟父母看不见，所以会控制不住地感到焦虑。只有亲眼看到孩子学习时的样子才能安下心，确定孩子在认真做功课。

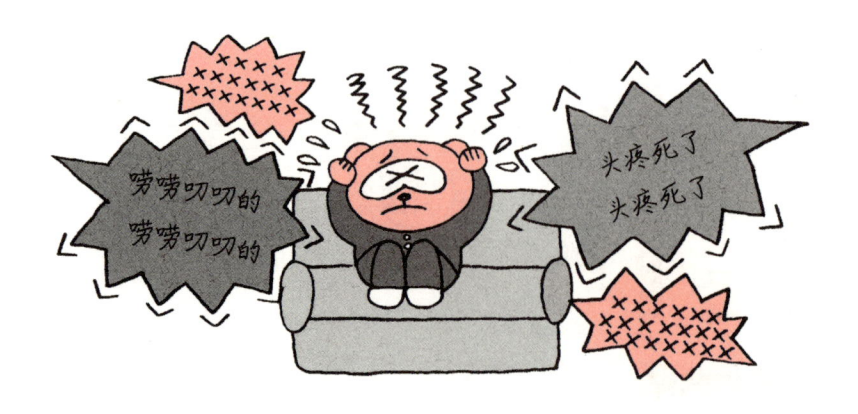

本来就处于排斥父母的青春期，再加上正值考前的紧张阶段，听到那些唠叨忍不住要回几句"吵死了""闭嘴"。怎么说呢，感觉势必要大吵一架。别说休息了，害得人更加内耗了……

换作我的话，当对方不了解我的情况，却一个劲儿地埋怨、单方面把坏情绪强加给我时，**我会揣测他是不是遇到了什么麻烦**。

揣测对方遇到了麻烦？

如果是刚刚说的考生，可以试着换位思考"父母很焦虑，他们想要一个安心""他们不知道我在学校和补习班里在学习"之类的情形。一想到父母对自己唠叨就会生气，但父母有父母的立场，他们说出的是他们的焦虑。如此换位思考的话，对父母的印象会不会有变化呢？

好、好像是的。一旦换位思考，嘴上唠叨的父母其实就是个正陷入烦恼的人……

那些"吵死了""闭嘴"之类的话，也有可能换成"我没事的""让我一个人静静"。

🐷 如此一来,好像就不会大吵了。

👧 我们无法完全理解父母的话,但可以多想想"父母也有父母的苦衷""父母也会焦虑",就不会被他们的批评和不开心所影响了。像这样去创造一个让自己得以休息的环境吧。

🐷 可见换位思考是为了自己。

👧 是的。既能缓解父母的焦虑,说不定还能让他们少唠叨几句。算是一举多得了。(笑)如果考试前睡觉会激发父母焦虑,那就对他们说"我知道了",然后离开他们的视线,遵从自己的判断换一个安静的地方好好睡一觉。

无从知晓对方的真实情况

- 换作是职场,该怎么办呢?一旦自己请假了,同一任务线上的领导和同事的工作量就会增加,他们必须代我做一些事情,我有时很难说出请求。

- 工作上很多事情的结果不是只被你一个人的情况所影响的,要和周围的人合作,互相帮助才能推动进度。

- 正因如此,才很难请假。如果请别人帮忙,我想很多人都会说"好呀,你去休息吧";但也会有人说"正是忙的时候……";还有的人就算什么都不说,态度上也会表现得不耐烦。

- 这些情况确实存在。明明请假不是什么坏事,但如果自己内心对此有愧疚感,会像块干海绵似的把对方的不高兴和烦躁通通吸收掉。

- 我可能会想:"啊,是我惹他生气了。"

👧 遇到这种情况，我还会采取之前说的对待父母的办法，揣测对方的境遇。比如，他是不是太累了，累到向周围人发泄情绪？

🐻 有道理。太累的话……

👧 再比如："他早上和家人吵架了吗？""开会的时候被老板骂了吗？""有的人每个月就是爱发几次火，所以这回是被我撞上了吗？"还有很多，你怎么想都可以。由此一来，你就会觉得对方有点不一样。兴许还会觉得他真辛苦，甚至可怜他。

🐻 但是对方的真实情况，我们是不知道的吧？万一他就是在故意找碴儿，是真的讨厌我呢？

👧 周围人当然不知道他的真实情况，说不定他本人也不知道呢。

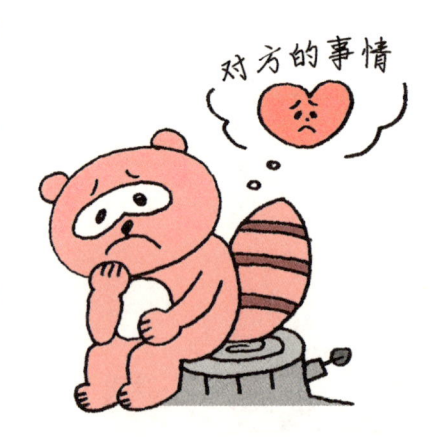

小 K，你是否有过"连自己也不清楚原因，但今天就是很烦躁，心里总有个疙瘩"的时候？

偶尔也有……某天突然觉得我受不了了。

是有吧。正因如此，我们只能靠揣测，**就算不了解对方的真实情况也无所谓**。因为心里不高兴是那个人自己需要解决的事情。你要避免去想"是自己的原因惹了对方不高兴"。否则就没办法请假了。

所以，面对对方的坏情绪，我应该揣测是不是他自己遇到了特殊情况。

是的。不要把对方不高兴和烦躁的理由指向自己，要坦然地选择休息。当然啦，请假的时候，彼此的心情都很重要。等下次其他同事请假的时候，你也要心平气和地代一天班。只有这样，好好休息补充能量，大家才能最大限度地发挥自身能力。

一旦累到没有余力，眼里就只能看到自己。为了和身边人建立良好的关系，适当的休息至关重要。

是呀。而且，**认真休息、认真工作的人，对于某些为休息感到愧疚的人而言，是非常好的榜样**。如果上司和前辈能表现出这番姿态，后辈也更容易请假。

今日小结

面对对方的埋怨……

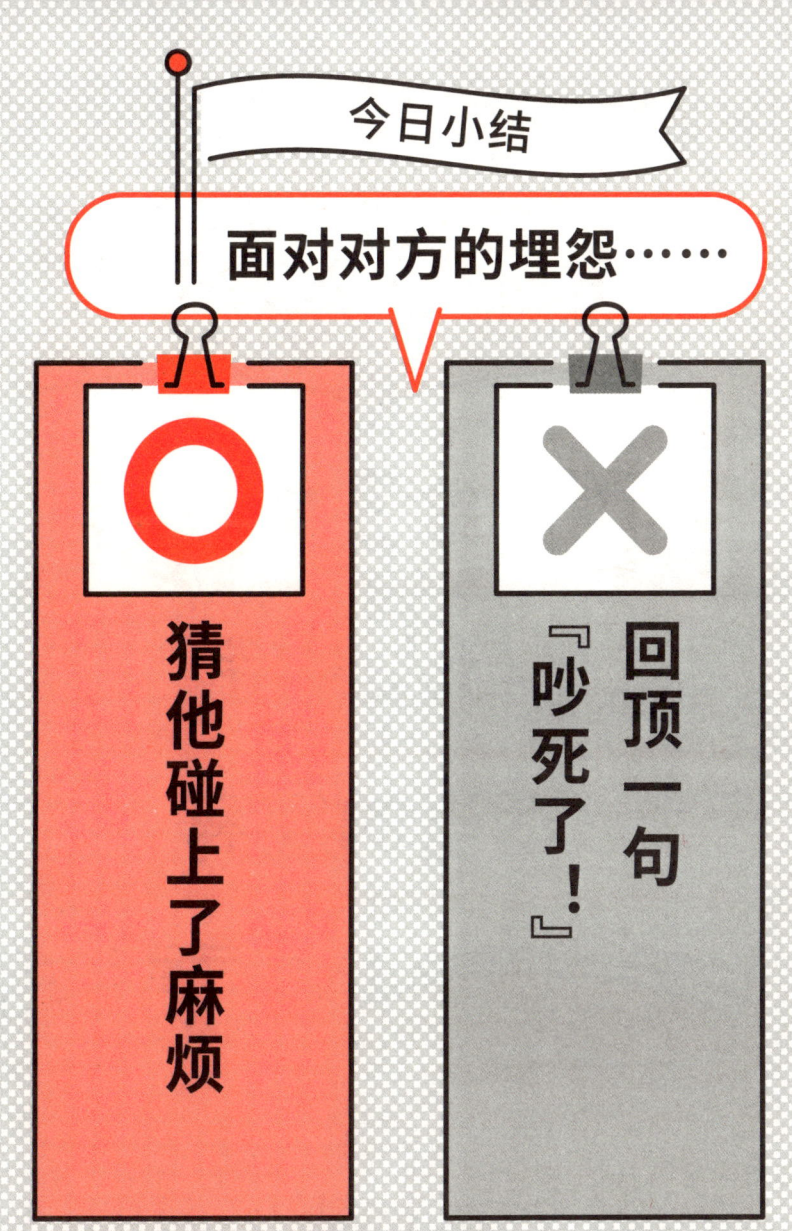

○ 猜他碰上了麻烦

✕ 回顶一句『吵死了！』

不脆弱的技巧 7
尝试揣测对方的处境

第3章

与人保持适当的距离

- 我常常受无事生非的人影响。
- 网上的陌生人给我恶意留言。
- 我在学校和公司里毫无地位，真痛苦。
- 人际关系怎会如此复杂、麻烦……

在本章，我们将学习人际交往的距离。

第 **8** 天

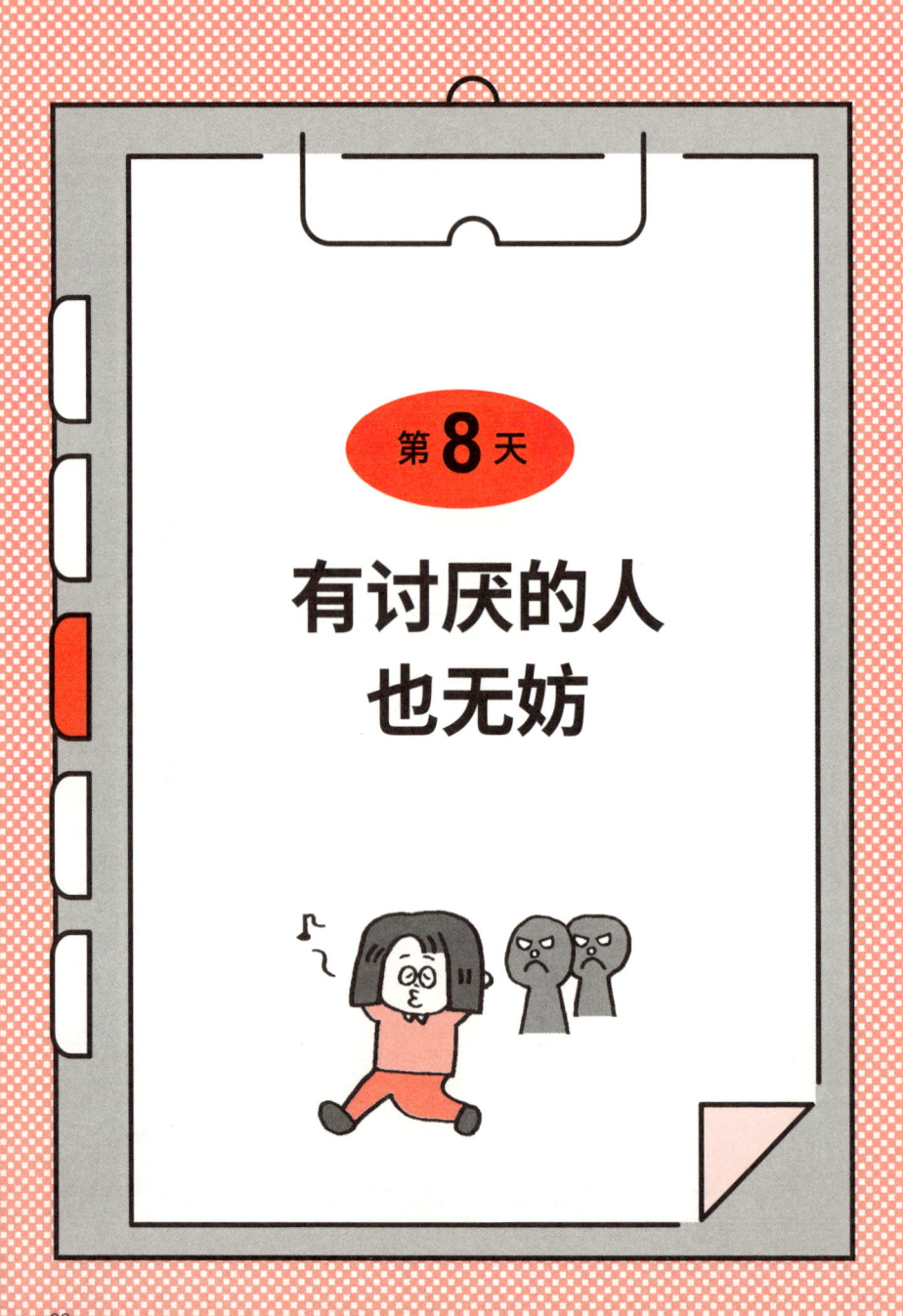

有讨厌的人也无妨

很难与所有人和睦相处

到目前为止，我明确了拥有自信的方法和尽早休息的重要性，这些都属于个人领域内的事。而另一方面，学习如何与周围的人相处，即与外界建立联系，对于保护自己的内心也是非常重要的吧。

没错。身为校园心理咨询师，我每天都要和十几岁的学生打交道，有许多人受与朋友、同学、父母等身边人如何相处的问题困惑。

听了这些人际关系方面的烦恼，您有什么感受吗？

对"必须与所有人和睦相处"的意识抱有执念的人实在太多了。

我在高中的时候也有同样的想法。因为总是落后，害怕别人的目光，几乎没有朋友，所以也有人际关系方面的困惑，比如："朋友一定要有很多吗？""一定要和看不起我的同学搞好关系吗？"

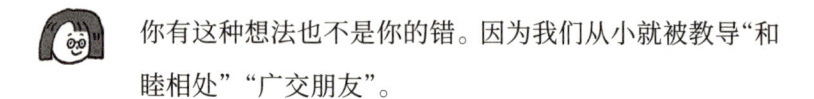

你有这种想法也不是你的错。因为我们从小就被教导"和睦相处""广交朋友"。

我记得这两句话都是被打印成标语悬挂在小学教室里的。

当这些观念被冠以正确的、理所当然的头衔时，做不到的人会很痛苦吧。

我曾百分之百地相信那是正确的事，没有怀疑过。

当你长大成人后，看清了各种各样的世界，现在再听到"和睦相处""广交朋友"时，会有不同的想法吗？

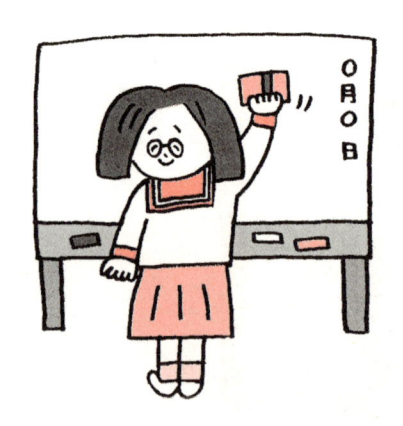

🐻 说实话,我觉得那太累人了,根本不可能。能做到那种程度确实是我的理想,但现实中就是有不合拍的人,也有关系不和睦的时候。而且也不是单纯地朋友越多越好……但感觉连长辈们也被要求做到这一点。

👧 我接触的一些十几岁的少年和当年的你一样,也觉得应该与所有人关系亲近,烦恼于朋友太少。这时我会告诉他们,不要被成人的方便所左右。

🐻 成人的方便?

👧 如果孩子们能和睦相处,对长辈而言可是帮了他们大忙。学校的老师会更容易管理班级,家长也会因为孩子人缘

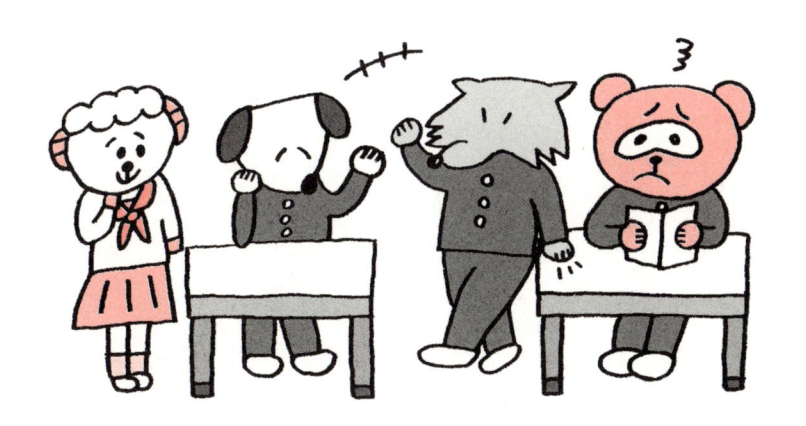

好而安心。"和睦相处""广交朋友"等话语里，掺杂了成人的方便。所以，我劝诫大家不必盲目听信哦，因为这些事连大人也不一定能做到。

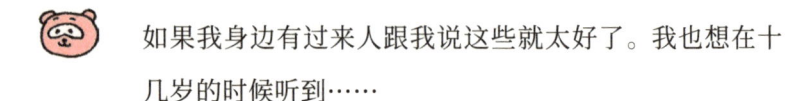

如果我身边有过来人跟我说这些就太好了。我也想在十几岁的时候听到……

在这个世界上，存在各种各样的人，有与自己合拍的人，也有不合拍的人。这很自然。所以，**就算有讨厌的人也没关系，不用想着与谁都和睦相处**。

消极情绪如同一个传感器

> 话虽如此,但对人产生"讨厌""难以接近""合不来"的想法,总觉得有些不礼貌……
> 尤其是对初次见面的人就有这类消极情绪,我会担心大家彼此还不了解,而我却生出这种想法,会不会不合适?

> 讨厌人群、自觉不擅长交际、不合群,一般被认为是不对的。但实际上,对人产生的消极情绪,如同传感器般在保护着自己。

> 传感器?

> 对人的第一印象,很大程度上受自身过往经历的影响。例如,遇到了一个和曾经伤害过自己的人长相相似的人,就会下意识地产生抵触情绪。像这样基于过去的经验提早做出的应对,会达到自我保护的目的。

🐻 或许真是如此。我念高中的时候,有一次被一个不良少年缠住不放,到现在我也很不喜欢那类长相和说话方式的人,一旦看到就会摆出防御的架势,提前远离他们。

👧 就像你这样,人们需要通过是否涌现抵触情绪来判断对方有没有问题、有没有危险。所以,对初次见面的人抱有抵触情绪,无关好坏,是人的本能反应。重要的是,如何正确利用传感器接收的信号。

🐻 原来如此。在没有传感器的情况下突然靠近,可能又得吃苦头了。正因为利用了传感器,暂时保持距离,才会有意识地只在必要的场合,针对聊得来的内容与人进行互动。

👧 是的。因此,如果你觉得对方怎么都不像是与自己合得来的人,如果你打心眼里排斥对方,最好的办法就是安静

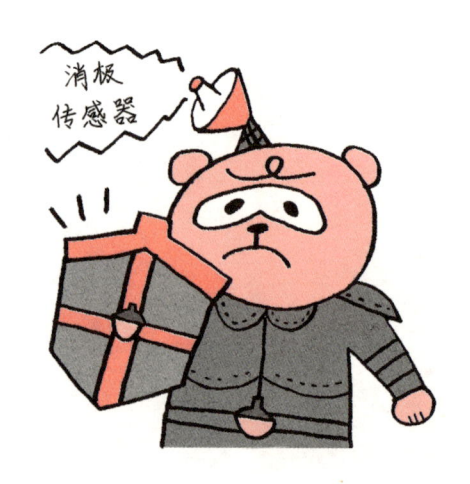

消极传感器

地离开。从反感的人身边悄悄逃走吧。

一听到"逃走",往往联想到胆怯、懦弱、不勇敢,总感觉不是什么好词。即便如此,这也算是一种方法吗?

当然。逃走是保护内心的一种非常重要的技能。我觉得这个词可以用在更积极的层面上。不过,内心生出讨厌或者排斥的想法是每个人的自由,但把这种抵触的情绪直接发泄给对方肯定是不行的。不能因为讨厌就朝对方扔石头,相互之间有必要保持最低限度的礼貌和问候。

看来,心情与行动不能混在一起,否则就惹事了。

没错。在漫长的人生中,说不定还会在别的时机与那个人重逢。到了那时,彼此的状态和想法又都变了,说不定两个人还会成为合得来的朋友。当初悄悄逃走也是为了不破坏未来存在的可能。毕竟一旦朝对方扔了石头,就再也不会有缓和的机会了。

今日小结

对于身边人……

⭕ 有讨厌的人也没关系

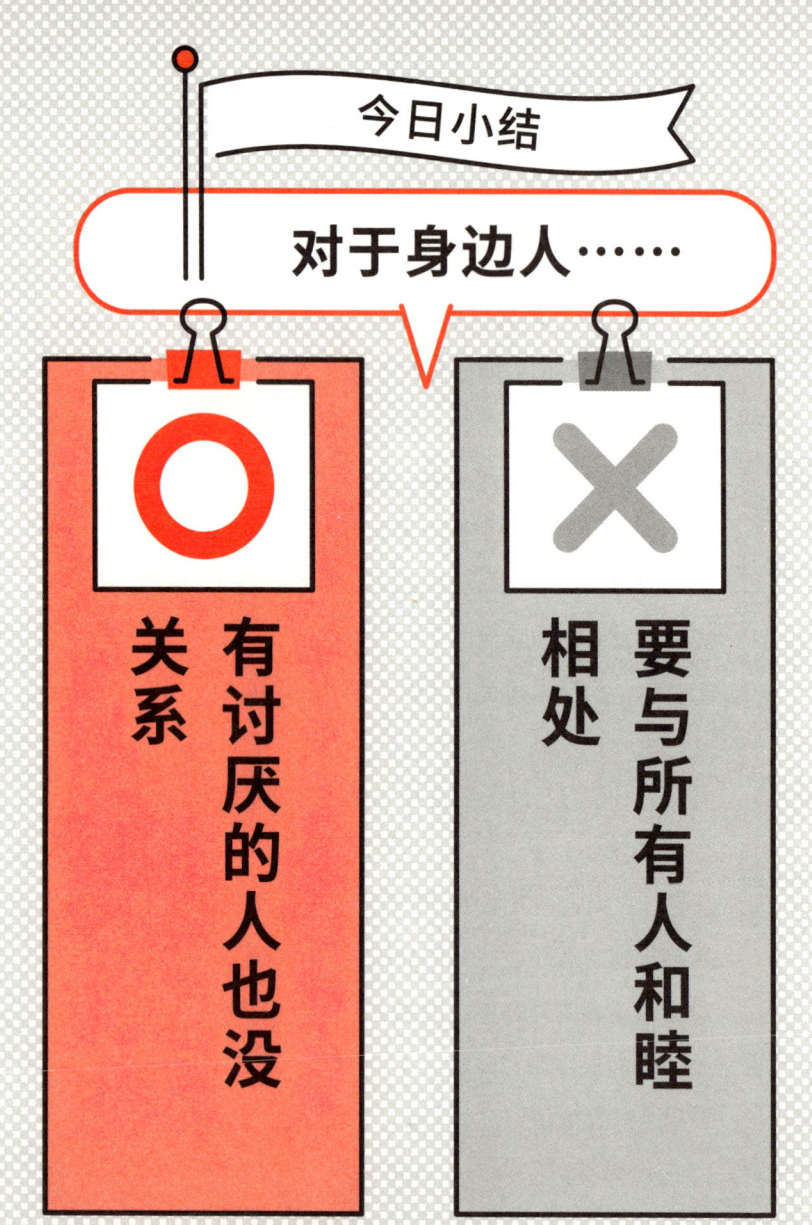

❌ 要与所有人和睦相处

不脆弱的技巧 8

从反感的人身边悄悄逃走

第9天

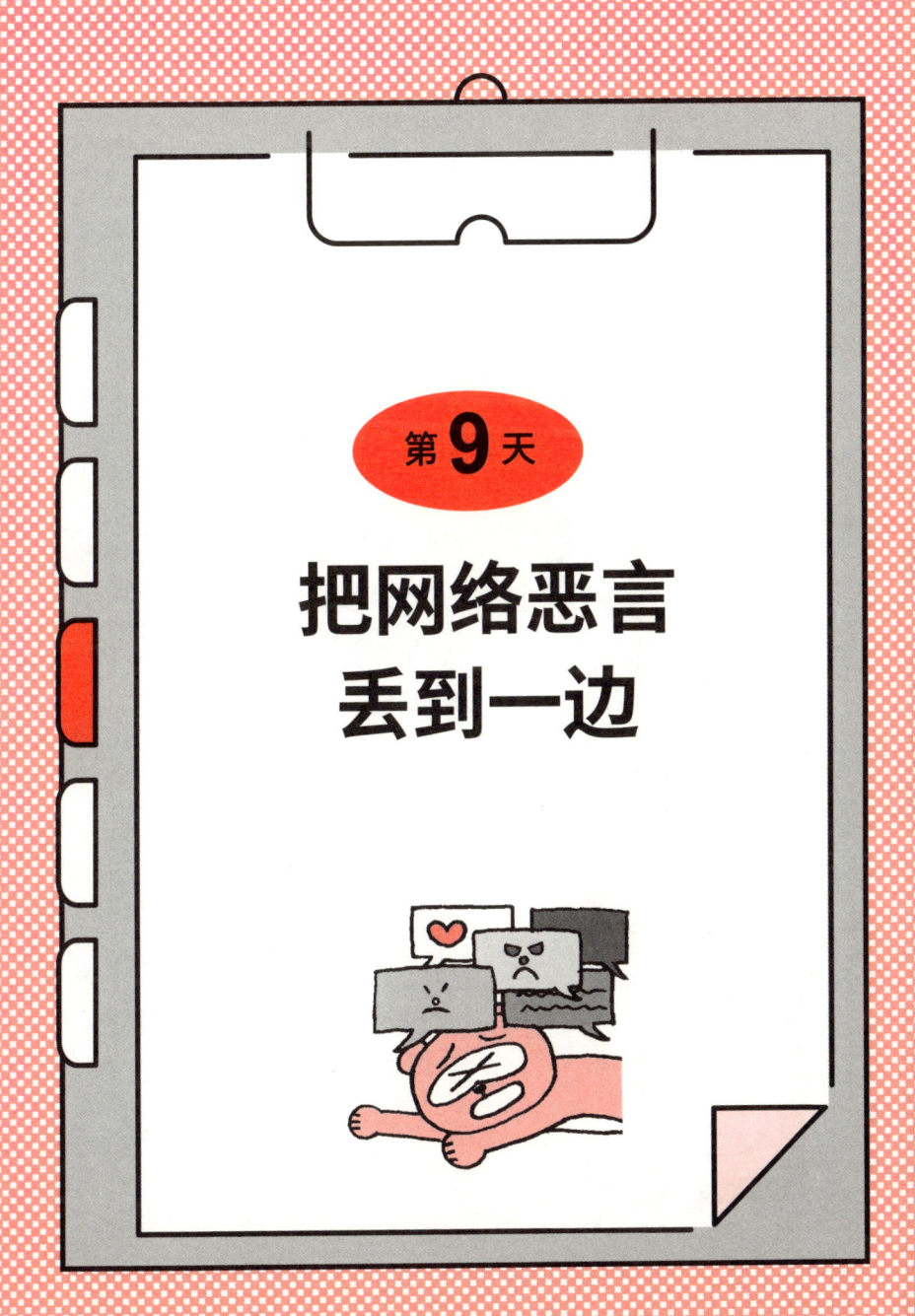

把网络恶言丢到一边

忽略自以为是的说教

🐻 上次听您说"有讨厌的人也无妨"之后,我内心的负担减轻不少。但有时候,就算我想要远离反感的人,也会被对方缠住不放。

👧 你是说他们会特意靠近你,态度顽劣,甚至对你恶语相向?

🐻 嗯嗯。有的人即便不是出于恶意,但他们还是会脱口而出:"你连这个都不知道?""你做不到!"……他们把别人当傻瓜,瞧不起人。

👧 这就是典型的"好为人师",那些人说起话来总像是在暗示"我比你厉害"。

🐻 就是这种。在现实生活中会偶尔遇到,但网络世界却很频繁,最近我在网上收到了陌生人的恶意留言,莫名其妙地被说教一通。面对这种人,我该怎么办呢?

这真是个棘手的问题,我也经常受其困扰,不过我觉得但凡在网上被恶意攻击,或者被秀优越感、被说教,最好的办法是不做任何回应,直接忽略。

完全不私信或评论吗?

是的。哪怕是看到恶评也不回复不反驳,直接晾到一边去。恶意攻击别人的人,是因为期待对方羡慕他,以至于自愧不如,进而幡然醒悟,甚至赔礼道歉。所以只要你没有反应,对方就没有了更近一尺的兴致。

有道理。但有时候他们也会夹杂着写一些煞有介事的正经话,我也会忍不住想回复"学到了""感谢指正"……

在现实的人际交往中,这类应答可以缓和气氛。但在网络世界里,

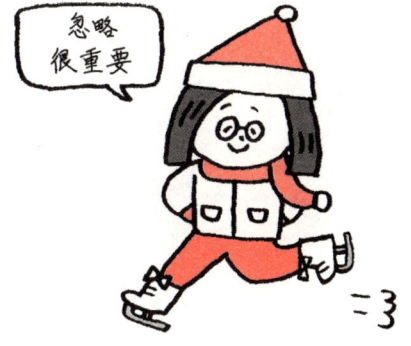

但凡对恶评做出一次回应,就会给对方造成"此人有反应""可以给这个人留言"的错觉,然后你将继续承受他们的攻击。

但我只要置之不理,他们就真能停止吗?总感觉他们在蓄力编辑更过分的话……

确实有人会得寸进尺地抛出更强势的言辞,但从侧面来看,那可是他拼命努力的证据。因为他扔了球却没收到任何反应,所以想继续扔个球引起你注意。但是,只要你不把球捡起来,这个游戏就进行不下去了。你瞧,掌

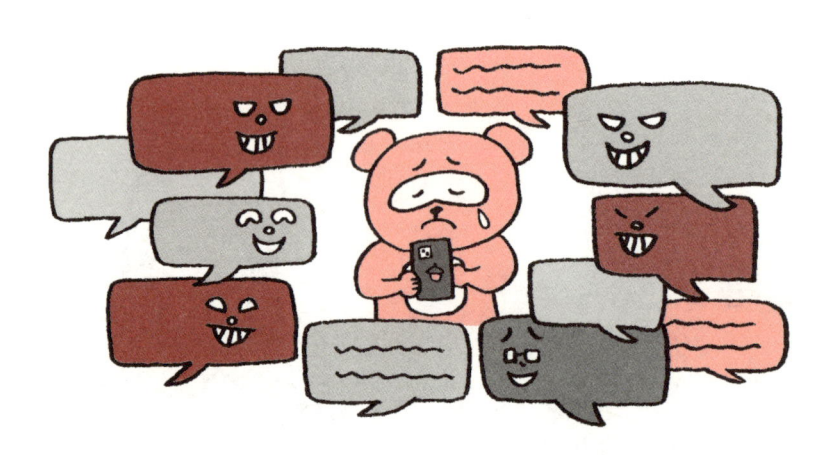

握主导权的是我们。

主导权在我们这儿!

那个人把他在现实社交场合中绝对不会做的事情拿到网上来说——如果一条留言让你有这种感受,立马滑过去就好了。各大社交平台都有屏蔽和静音功能,请好好利用。在当今这个能与素不相识的人轻易建立联系的社会里,有必要仗着一定程度的冷漠保护自己。

在日常的人际交往中,我可以根据见面时的气氛和交流的感受判断是否要和对方保持距离,然而在网络世界里就很难……

我的心理健康最重要

> 还有一点，我想告诉你的是，那些单方面口出恶言，或者大秀优越感的人，不是在玩语言的接发球，而是在玩躲避球。

> 躲避球？我小学的时候经常玩。

> 玩接发球时，为了让对方容易接到球，发球过程中要考虑球的高度和速度。

> 嗯嗯，边看对方边调整。

> 那反过来，躲避球怎么玩呢？

> 用力投出又快又难接的球。

> 是啊，玩躲避球的目的是让球砸到对方。对我们抛出难听话的人，不到自认为"我赢了"或者"把对手逼出了球场"的地步誓不罢休。

🐻 原来如此。如果我只抱着接发球的心态可就吃大亏了。

👧 是的。像你这么做从本质上来讲就是错的。一旦对网暴做出回应,毫无防备间就踏足了躲避球的球场,而这正中对方下怀。

🐻 正中下怀……也许是这样。但一点回应都没有直接略过,我感觉好难做到。被攻击的话,会条件反射地想说些什么、反驳几句,这才是正常人吧。

👧 我有时也会忍不住做出反应,甚至事后反省……

🐻 谷本老师您也……

👧 恶意的力量真是可怕。遇到那种情况时,我会想到刚刚提到的躲避球。每次在网上回复恶评,我便扪心自问:"我、现在、

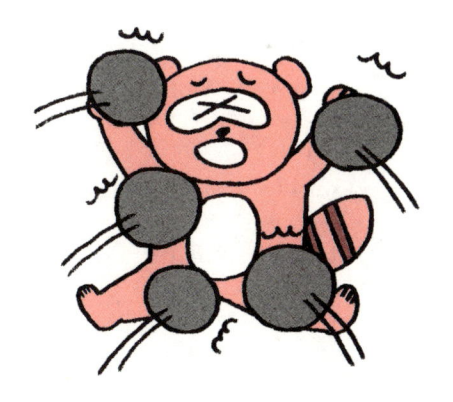

是不是踏入了躲避球的球场?"我还会经常对自己说一句话。

什么话?

"我的心理健康最重要。"有时候我也会想:"明明是攻击我的人不对,为什么我非得顾虑对方的感受呢?"但当我用更宏观的视角思考我的人生,我发现,与其想办法对付一个连长相和名字都不知道的人,不如关注自己的心理健康。

嗯嗯,确实如此。

在这种场合,掌握主导权的是我们。比起对我恶语相向的无名氏,我选择自己的心理健康,所以我特别注意不去回复恶评。还有,当有意识地去关注总是关心我们的人,以及在网上欣赏我们的人时,被恶评牵制的次数就会减少。

如果提早立下决心,就会减少因条件反射产生的冲动,不再深受恶评困扰了。

没错。无论是在网络世界还是现实生活中，处理人际关系时，每个人都拥有为自己创造舒适空间的权利。上网最重要的是开心嘛。

今日小结

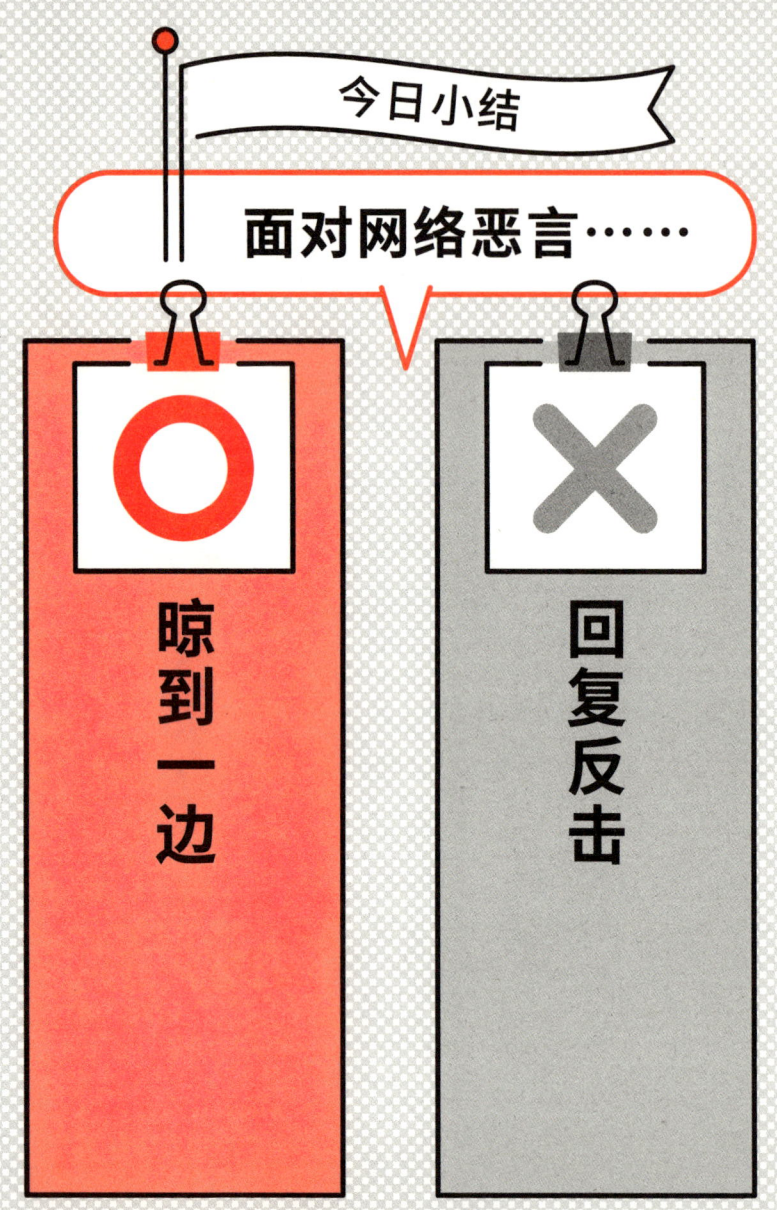

面对网络恶言……

○ 晾到一边

✕ 回复反击

不脆弱的技巧 9
充斥恶意的言论
直接忽略

第 **10** 天

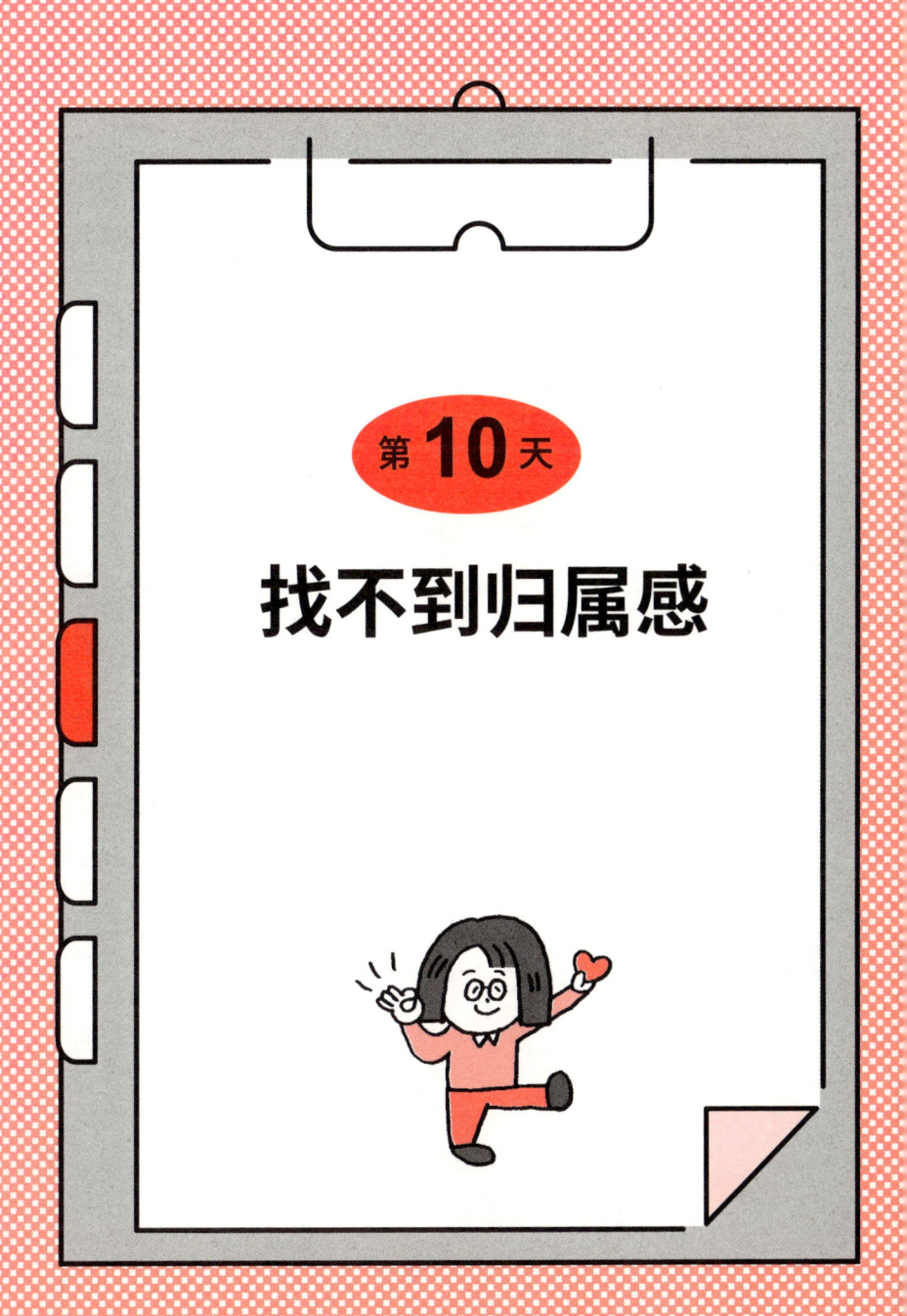

找不到归属感

当下所处的环境不代表全部

这个世界上,有合得来的人,也有合不来的人,都是很自然的事情。同样的道理也适用于学校、公司、社区邻里等地方。

不仅仅是人,也有合不来的组织或场合吧。

没错。明明没有特别讨厌的人,但总觉得浑身不自在,无法融入当下的氛围。

我的高中生活就是如此。虽然也有我不擅长相处的同学,但大部分都是好人。却不知为何,三年来我一直无法适应,上学期间始终抱着"好像哪里不太对""聊不来"的拧巴感。

就读的学校往往是根据个人的学习能力、居住地区,有时是父母的意愿来决定的。然而一旦入学,很难中途转学或者退学，受其困扰的学生不在少数。

🐻 我也是入学后就意识到了那里不适合我，却只能忍耐三年。对当时的我而言，校园生活是人生的中心，甚至说是全部，一想到脱离那里就会害怕，没有勇气付诸行动。

👧 如果自认为"人生只有这里"，就会越来越痛苦，也很难发挥应有的能力。

🐻 是的……我害怕别人的目光，做事畏手畏脚的，紧张得不得了。而且我无法融入班上那些关系好的小团体，甚至觉得自己很奇怪。

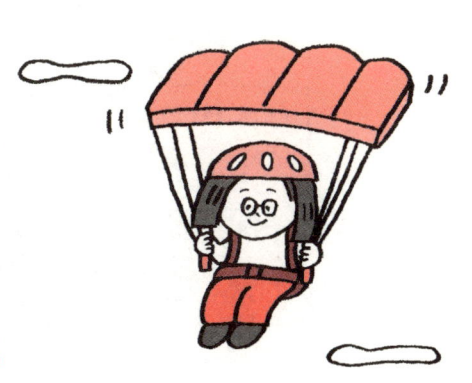

👧 若是我遇到了当年的K，我想告诉他"**不要自责**"。进的学校只是碰巧不合适，不用去想"为什么我就不能适应呢？"。因为**现在所处的环**

境并不是人生的全部，只要稍微向外看一看，就会发现许多新奇的世界。

长大后，当我知晓了世界的多元性后才明白，尤其像学校这种地方，空间真的非常狭小且有限。况且一毕业，大部分人一辈子都见不到面了。

就是这样。所以，即便眼下在学校没有立足之地也不要自责。今后的人生还很漫长，未来再寻找适合自己的圈子就可以了。

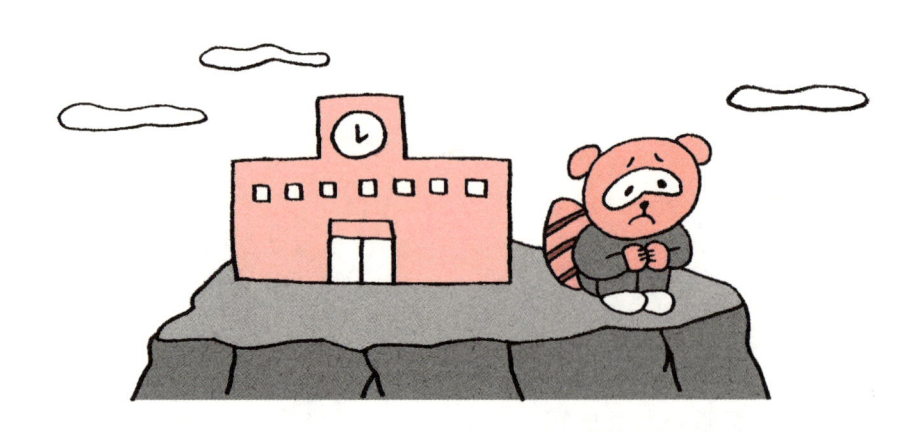

🐷 真想把这句话讲给高中时的自己听,我想他会松口气吧。

👧? 顺便问一下,你在高中毕业后找到合适的圈子了吗?

🐷 嗯。虽然花了一些时间,但是找到了。到现在,我还和那些朋友保持着不错的联系。

👧 太好了。其实和你一样,**有很多人随着环境的改变,找到了契合自己的社交圈和伙伴**。

寻找与自己一样的人

🐻 可是适合自己的生活圈子很难找到吧？我虽然幸运地交到了几个好朋友，但除此之外，几乎谈不上有让我感到舒适的圈子。

👧 哪怕是成年人，也很少有人敢说自己拥有了一片立足之地。既然没有这番天地，那我们可以自己创造。

🐻 自己创造？

👧 我其实和你一样，念高中时也无法适应校园生活。那段日子里，是动漫给了我力量。在课业之余，我组建了一个兴趣小组，大家一起画画漫画。

🐻 哇，好厉害呀。

👧 我并不擅长画画，权当是兴趣爱好。多亏动漫丰富了我的课余生活，陪伴我度过了艰难的高中三年。如今我依然很喜欢动漫,它已然成了我的心灵支柱。

像您这样,从兴趣爱好中发现属于自己的天地算是一种方法。哪怕不能立马从当下痛苦的环境中解脱出来,但只要知道这世界还存在另一番模样,痛苦便能得到缓解。

没错。如果还是很难找到合适的社交圈,那在当下这个时代,我们至少可以借助网络。

如何借助呢?

举个例子,在网页里输入"不想上学"之类的关键词,会弹出很多信息。你能在其中发现有不少和你同龄的人也正在经历痛苦。虽然不知道他们是谁、他们在哪里,但在这个世界的某个地方,确实有和你一样烦恼的人。只要知道这些,就会觉得自己不是一个人,孤独感会相应减弱。网络的魅力还在于,你会找到和自己有相同兴趣爱好的人,融入一个可以让自己感到放松的社交圈。

果真如此,只要知道有人在为同样的事情烦恼,或者有同样的兴趣爱好,我会感到心安。

🧑 在过去的人生中，我努力跻身各种各样的社群，但至今仍然保持联系并且让我感到放松的社群，真的少之又少。或许，能有一个属于自己的栖身之所足以称之为奇迹，我会一生倍加珍惜的。

🐻 经历了人生的种种阶段，关系还能维持下来，绝对算是一种财富。

🧑 是啊，之前加入的很多群聊，有的是在任务结束后就退出了，有的是感觉气氛不适合便自行离开了，还有的是中途关系自然变淡了，最终剩下的，也就一两个。

🐻 谷本老师也只有一两个呀……那我好像不用那么焦虑了。

🧑 所以，即便觉得当下的生活不适合自

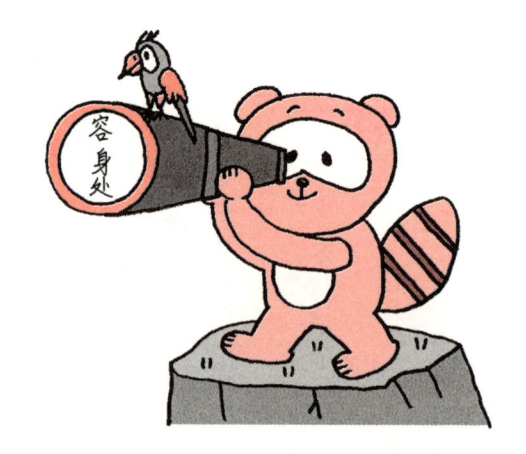

己也不必着急,要抱着这样一种心态——**人生漫漫,能在有生之年找到一个容身之处便是幸运**。

今日小结

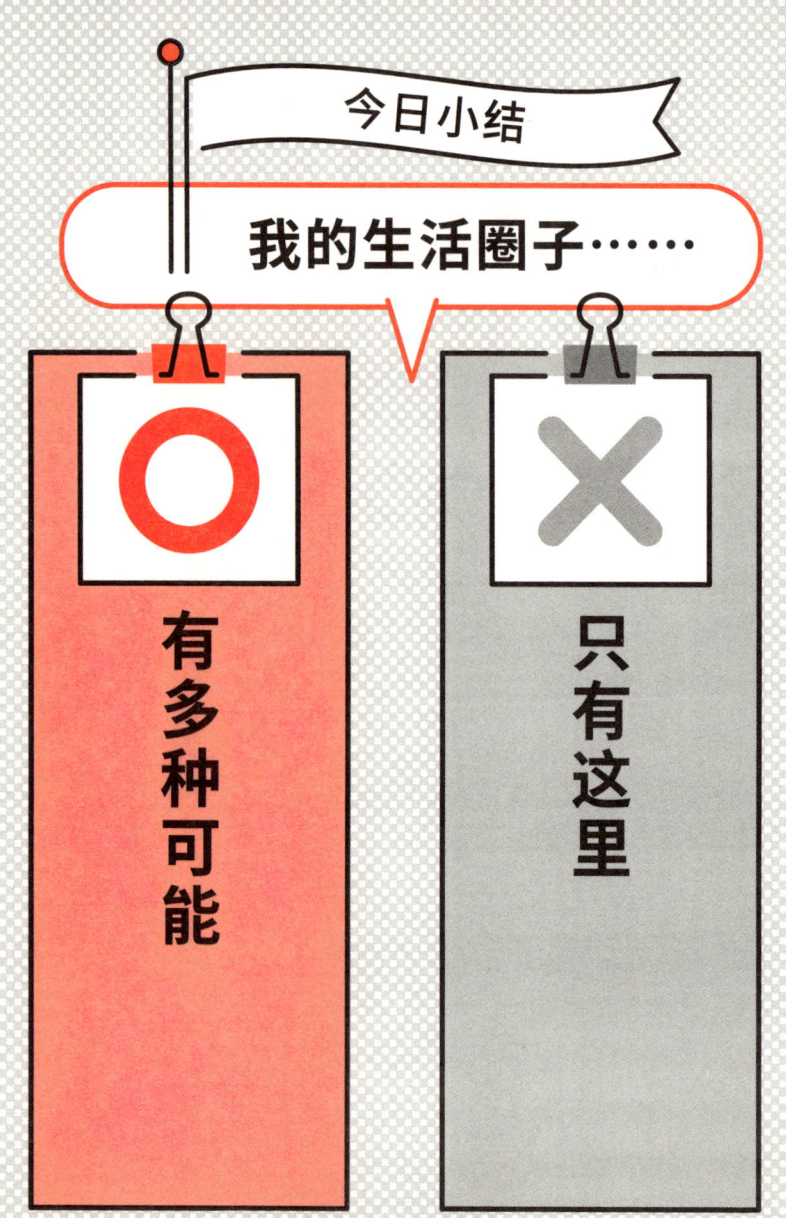

我的生活圈子……

| ○ 有多种可能 | ✕ 只有这里 |

不脆弱的技巧 10
多瞧瞧外面的世界

第4章 与父母关系紧张

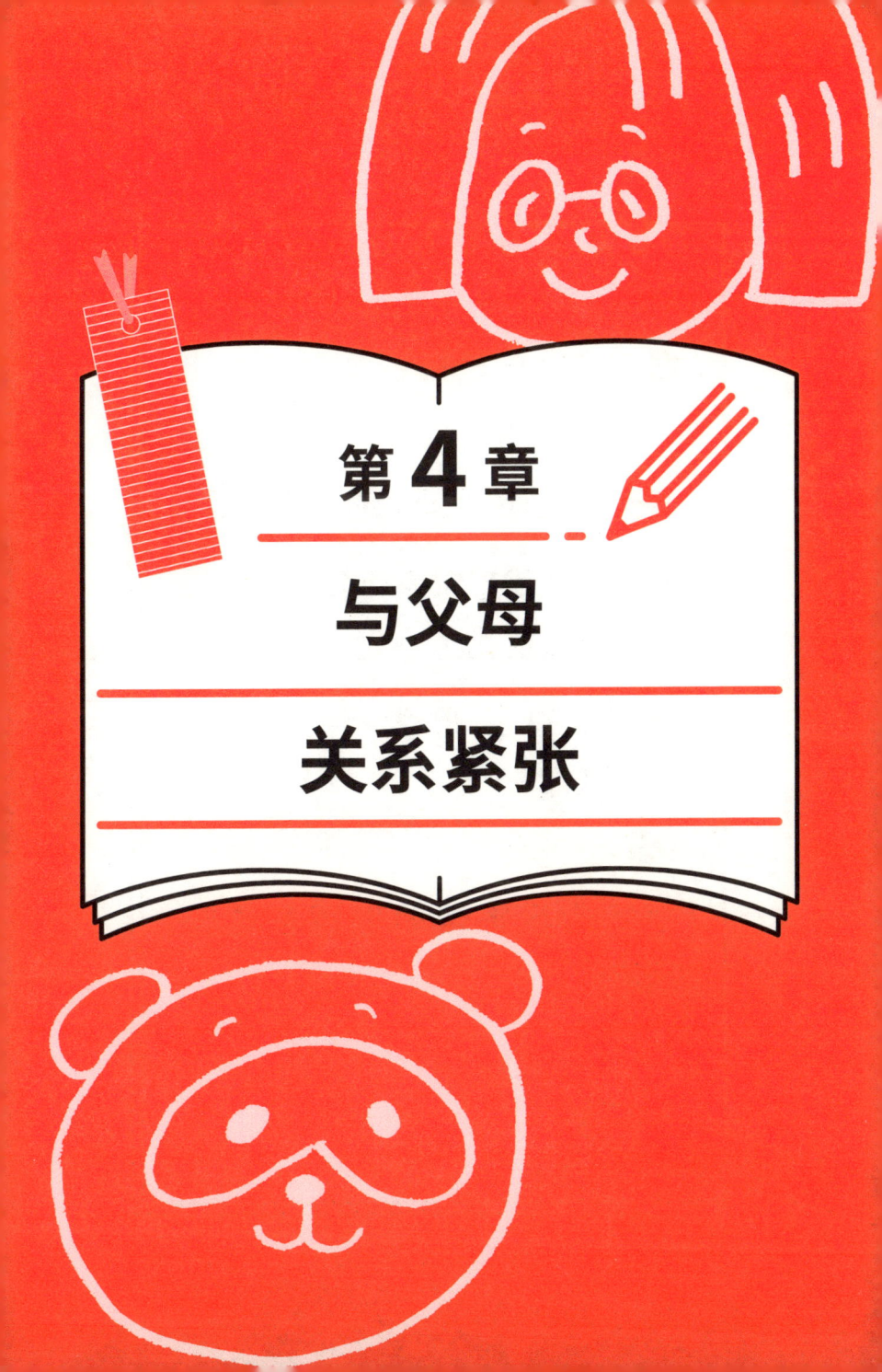

- 父母总是指手画脚，真让人烦。

- 总觉得和父母待在一起很累。

- 但凡我想做点什么，父母总是否定我。

- 我的父母为什么会是这样……

本章内容将帮助你解答这些困惑。

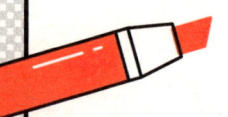

第 11 天

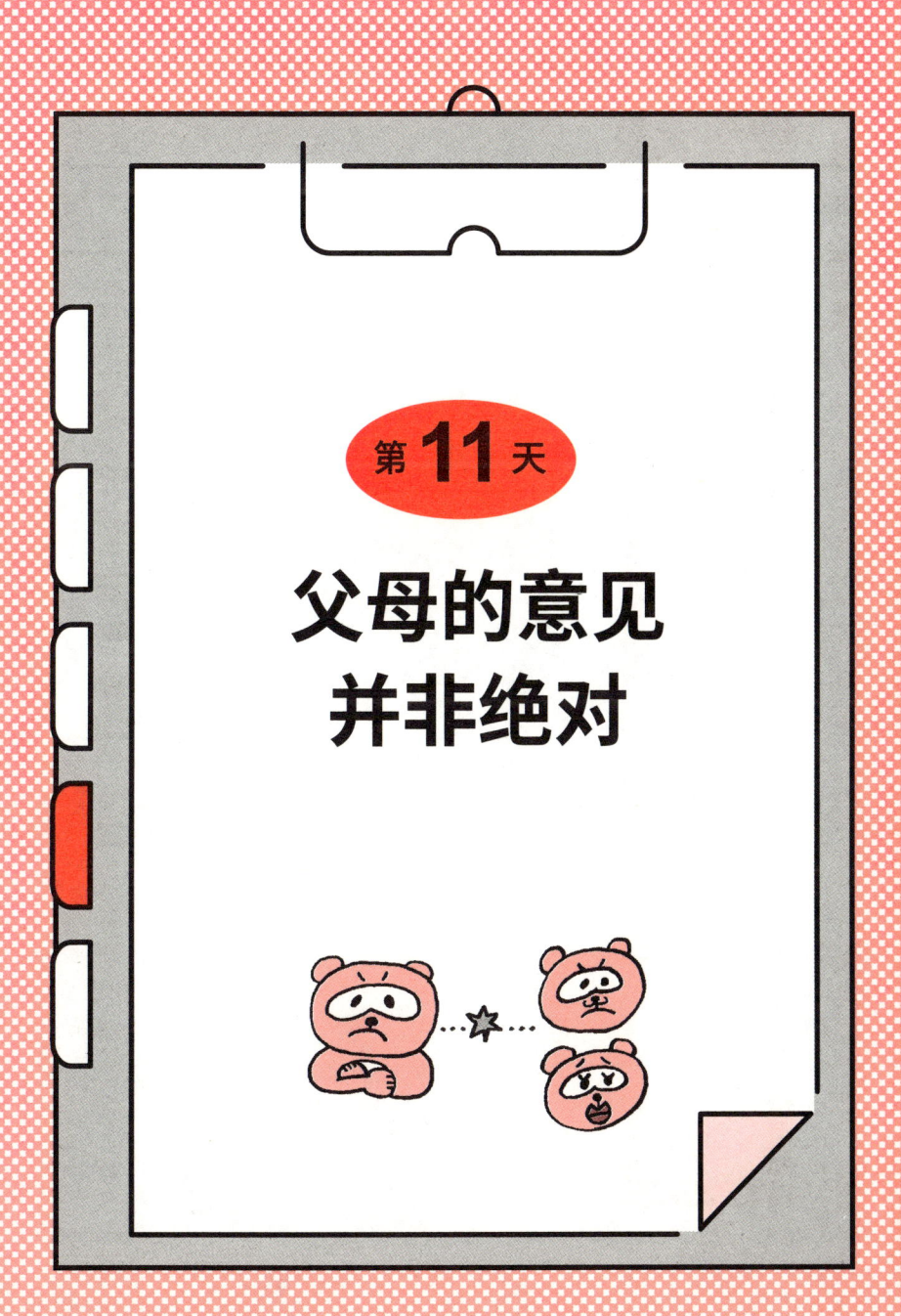

父母的意见并非绝对

与父母争执是成长的证明

- 作为一名校园心理咨询师,在和青少年交流的过程中,我发现很多人都在烦恼于和父母的关系。

- 我十几岁的时候也经常和父母吵架,彼此都天真地想让对方理解自己,不知不觉间言语就失了分寸。

- 在所有与人际关系相关的烦恼咨询中,我发现越是和自己亲近的关系越难应对。尤其是和父母的关系,很多人成年以后依然对此束手无策。

- 这是一种难以轻易切断,多数情况下会持续一生的关系。谷本老师,您有什么好办法改善亲子关系吗?

- 首先,你要清楚一个大前提,**不管是何种模式的亲子关系,都或多或少存在矛盾**,这是非常自然的。尤其是十几岁的青少年,他们与父母针锋相对，对父母感到不耐烦，但这是他们树立自我人格的证明。可以说是非常正常的阶段。

向父母发泄负面情绪，对他们说"烦死了""讨厌你""你根本不理解我"，也是很自然的事情吗？

是的。能在父母身上感受到这些，正是一个人成长的证明。

最近我听说有的父母和孩子像朋友一样亲密，有的孩子没有叛逆期，他们真的和父母没有矛盾吗？

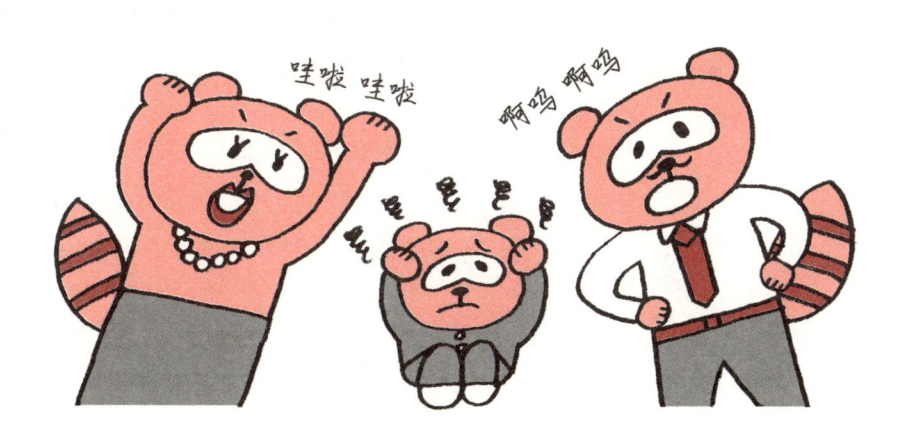

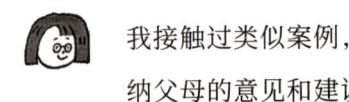

👧 我接触过类似案例，其实他们也有矛盾。乖乖地全盘接纳父母的意见和建议，自己的所有事情和想法都必须告诉父母，这让他们内心备感压力。

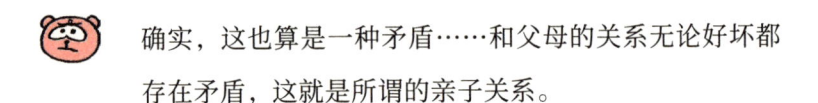

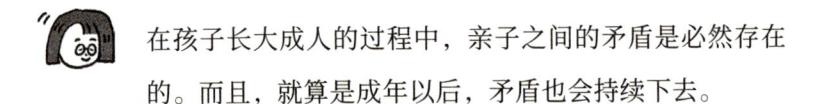

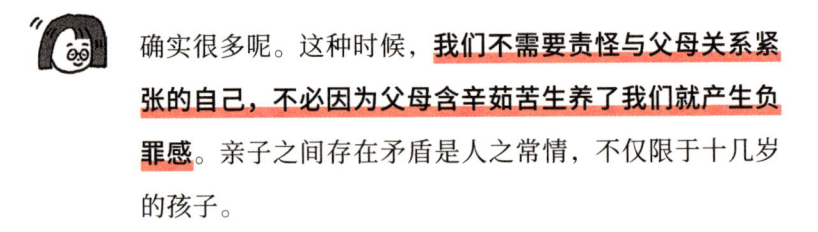

🐻 确实，这也算是一种矛盾……和父母的关系无论好坏都存在矛盾，这就是所谓的亲子关系。

👧 在孩子长大成人的过程中，亲子之间的矛盾是必然存在的。而且，就算是成年以后，矛盾也会持续下去。

🐻 我感觉很多成年人和父母的关系都不太融洽。

👧 确实很多呢。这种时候，**我们不需要责怪与父母关系紧张的自己，不必因为父母含辛茹苦生养了我们就产生负罪感**。亲子之间存在矛盾是人之常情，不仅限于十几岁的孩子。

孩子先一步离开父母

🐻 但对于青少年而言棘手的是，明明到了一个容易和父母起争执的阶段，可不依靠父母就无法生存。虽然对父母感到不耐烦，但每天如果父母不给做饭他们就得饿肚子，不给钱的话就没办法上学。成年人做决定时不需要得到他人的许可，但十几岁的孩子却不行。

👧 确实，面对气头上的父母只能乖乖听话，想想就很委屈。

🐻 十几岁的年纪，好像进也不是退也不是……

👧 每当有人向我倾诉和父母的矛盾时，我就会像刚才那样告诉他们，对父母抱有负面情绪是完全正常的事。接下来，我会让他们暂时把对经济方面的顾虑放到一边，先从精神层面上脱离父母。然后，去超越父母。

超越父母？

十五岁到十九岁是亲子关系发生巨大变化的时期。此前一直保持着的"监护人和孩子""守护者和被守护者""教育者和被教育者"的明确区分，此后却开始逐渐界限模糊了。

的确如此。最新款的手机、流行的风尚、学习方面的事情，孩子才是更懂的一方，他们反倒能教给父母许多东西。

如此一来，父母不再是说一不二的存在，"父母离开孩子""孩子离开父母"的时期到来了。

这对双方来说都是巨大的变化。

最先注意到亲子关系变化的，往往是孩子。相反，父母已经习惯了做孩子领路人的身份，所以若想接受这种变化需要花费更多时间。

是不是因为孩子成长得太快，父母有追不上的感觉了？

没错。比起孩子离开父母，父母离开孩子要困难得多。父母不停地唠叨，当然也是因为担心孩子，但更多的是父母对孩子的成长和变化感到困惑，不知不觉间他们要么嘴上说个不停，要么行为上过度干涉。因此，先一步意识到亲子关系有变化的一方，也就是**孩子那一方开始离开父母更容易**。

是因为先知先觉者先开始准备行囊出发吗？

正是如此。你说的这句话很酷，以后我也想这样表达。（笑）毕竟即将成年的年轻一代，无论是思想还是行动都更灵活。

但是不管孩子多么成熟得像个大人，父母还是会强行唠叨、干涉。

是啊，不会轻易停止唠叨。虽然他们还是会表达各种各样的想法，但孩子自己懂得取舍就好。**父母的意见不是绝对的，充其量只是一种参考信息**，如果觉得那些信息对自己有帮助，就去听；如果觉得没什么价值，就不用去理会。十几岁是能够做出判断的年纪了。

不用担心只能听父母的话，而是要意识到自己的人生掌握在自己手中。——当我想明白了这件事，便很少再有被父母的意见支配的无力感，对父母说的一些不对的言论也不会一直放在心上了。

如此一来，首先从精神层面远离父母，当你与父母保持一定距离后，你会渐渐发现，自己态度强硬地反驳父母也没什么意义，和父母的冲突就会慢慢地减少了。

就像之前提到过的，父母也是存在烦恼的人，如果我们能够理解这一点，或许就变得成熟了。

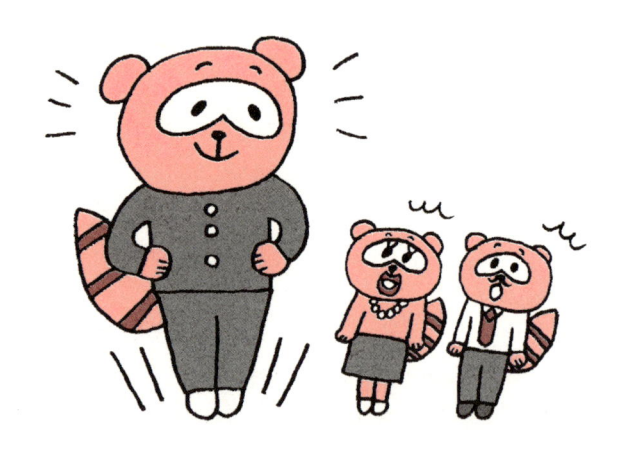

十几岁的人在经济上、社会关系上都还不够成熟，还处于被当作小孩子看待的尴尬阶段，但在精神层面却以惊人的速度向成年人看齐。所以呀，首先从精神层面离开父母，总有一天，在经济、社会层面也能离开父母了。

今日小结

父母的意见

○ 充其量算是一种参考信息

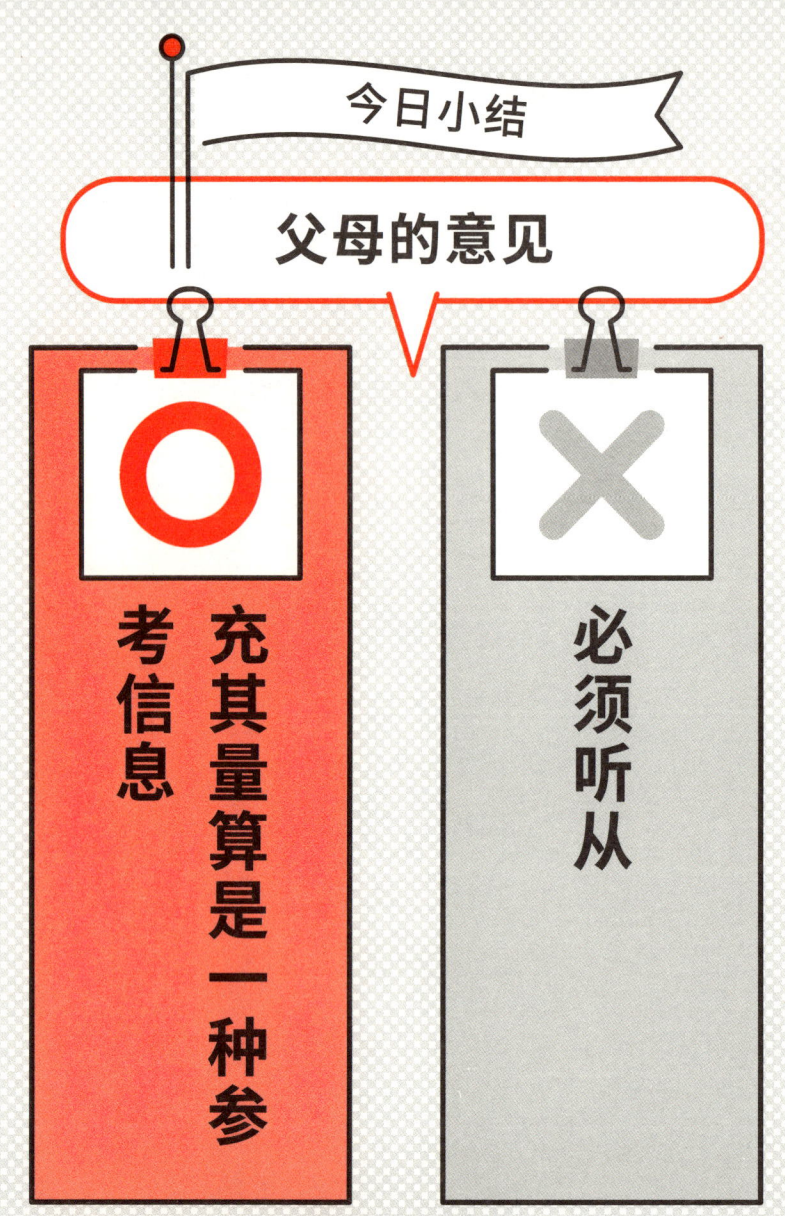

✕ 必须听从

不脆弱的技巧 11
对于父母的话
应该取舍着听

第 **12** 天

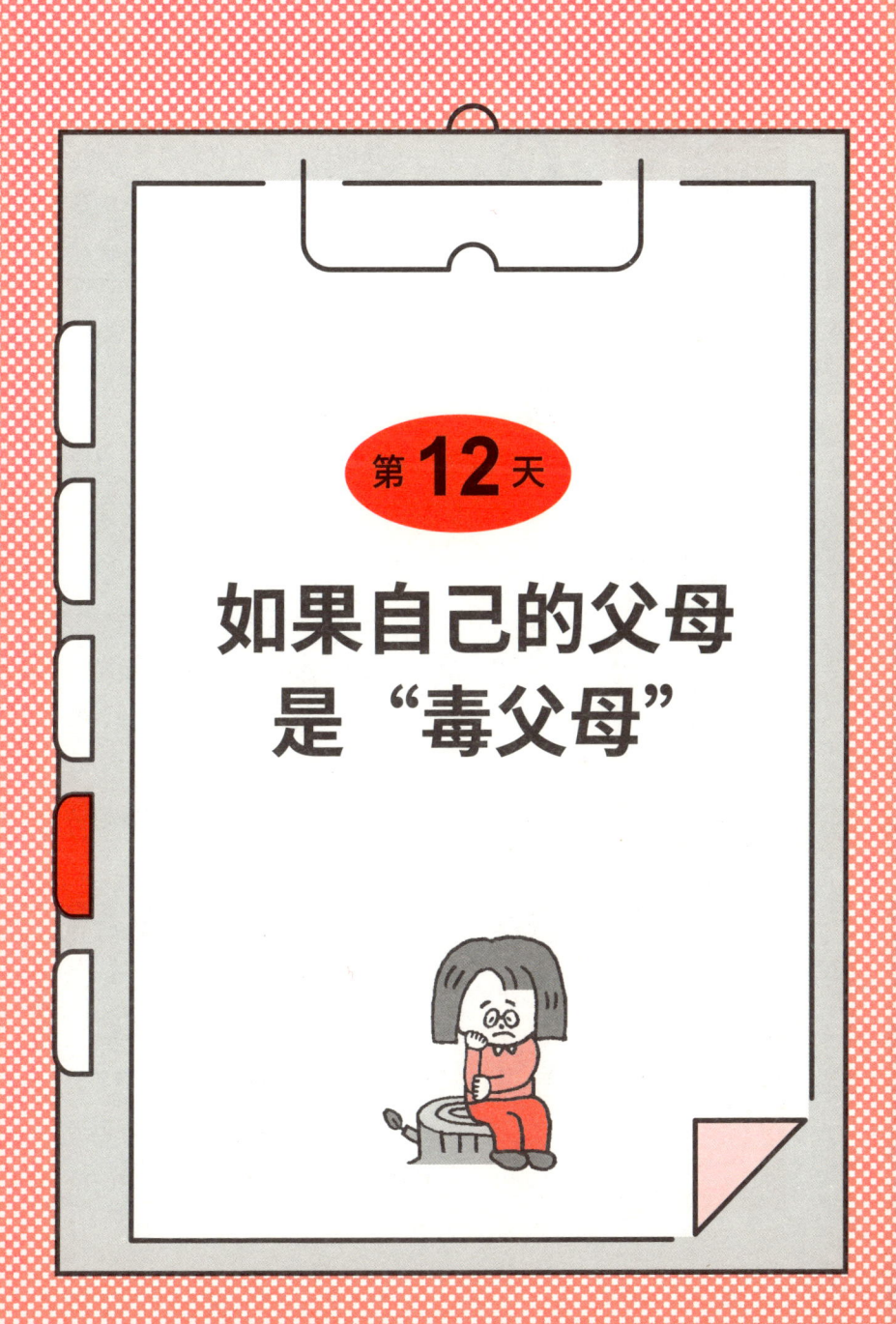

如果自己的父母是"毒父母"

面对麻烦的父母，死心吧

- 上一节我提到，子女要先离开父母，然后超越父母。但遗憾的是，有的孩子就算想要离开，也会被父母拖住后腿。

- 我身边也有类似的情况，即使子女长大成人了，父母依然要求他们听自己的话，如果不按照要求做事还会生气，子女对此无法理解。

- 很多父母离开子女的确需要花费很长一段时间，但只要是身体健康，都会努力适应孩子的离开，甚至不知不觉间，为孩子超越自己感到高兴。

- 并非所有父母都能够做到那种程度……

- 说来遗憾，事实的确如此。明明亲子关系一直在随着时间慢慢变化，但当家长的却一点也不想做出相应的改变，他们强行将孩子拽进自己的世界里，无视孩子的世界，永远要求孩子"听话"。

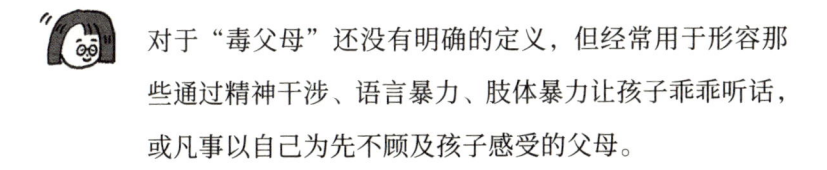

🐻 我常听到"毒父母"这个词，和您描述的状态一致。

👧 对于"毒父母"还没有明确的定义，但经常用于形容那些通过精神干涉、语言暴力、肢体暴力让孩子乖乖听话，或凡事以自己为先不顾及孩子感受的父母。

🐻 如果我的父母是这种类型，那我肯定非常痛苦、备受打击。毕竟十几岁的时候，如果觉得父母有问题，容易连带着自我否定，自责"要是父母不生下我该多好"。

👧 我在学校做心理咨询时，发现很多学生明明因为父母不好感到痛苦，却依然渴望得到那种父母的接纳。

🐻 最想得到那个人表扬，却始终不如愿，心里的滋味肯定不好受……

👧 说到我自己，我从十岁开始就一直为和母亲的关系而苦恼。因为没有选择母亲为我规划的人生路线，所以至今没有感受到母亲的认可。

没想到谷本老师您也……

有一类父母只会在孩子听从安排的时候表扬几句,我的母亲就是这样。他们想当然地以为孩子听话才会顺利,与自己的期待稍有偏差便会奚落批评。这种父母希望孩子一辈子都听自己的。

那太痛苦了。在那种家庭中,子女越想得到表扬,就越丧失主见。

没错,只要想得到表扬,就得永远被父母束缚,无法过自己的人生。

那我们该如何与这种父母相处呢?

只能一点一点地拉开距离。如果父母根本没有改变的意向,一味地期待他们为孩子做出改变,到头来受伤害的只有孩子。从某种意义上来说,这样的父母只能放弃。这对孩子来说,确实很难受……

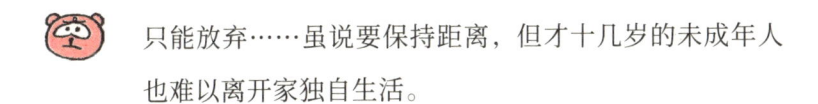

🐻 只能放弃……虽说要保持距离，但才十几岁的未成年人也难以离开家独自生活。

👧 是的，但我们可以暂时离开父母，找一处能让自己心安的秘密基地，比如自己的房间、图书馆等，增加独处的时间。若是一直身处父母的不满和谩骂声中，便无法静下心来理清思绪。

🐻 总而言之，先离开危险的地方。

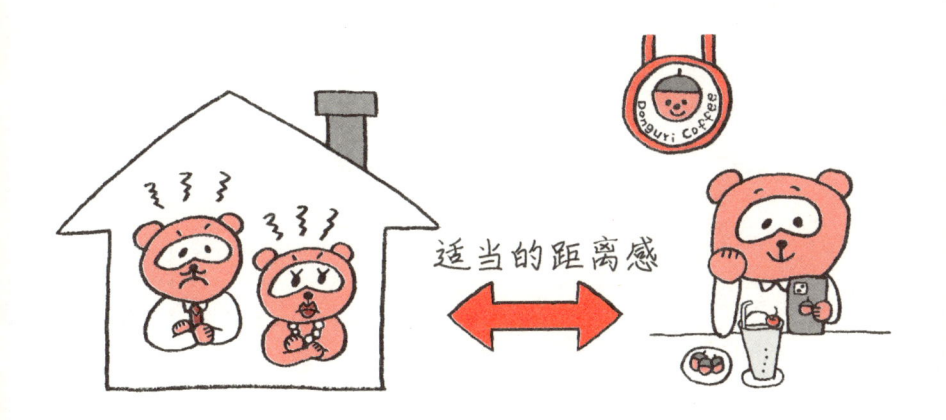

适当的距离感

没错。除此之外我还建议大家参加社团活动,专注于自己的兴趣爱好。我们首先要在物理上与父母保持距离,减少被摆布、被强行当出气筒的时间。毕竟当距离拉开时,心胸自然会变得开阔,气焰可以平息几分。所以呢,记得找一处安全的地方,做能令自己平静放松的事情。

有些事待父母去世后才知道

> 谷本老师,您也会和母亲保持距离吗?

嗯,青春期的时候,我也想得到母亲的表扬,但中途放弃了,最终决心与母亲保持一定的距离。我努力地生活是为了自己,而不再是为了母亲的认可。

> 那您母亲发现您的变化后有什么反应呢?

她会时不时地埋怨我几句。但只要我过的人生是自己选择并且认可的,我就满足了。在过去的人生中,我经历了许多次失败,被母亲骂过很多难听的话。无论是好事还是坏事,发生在我身上的一切我都努力承受,真想给勇敢生活的自己一个奖励。

> 现在您和母亲的关系如何呢?

🧑 其实我母亲在去年去世了，如今我对母亲的芥蒂，以及对她说过的话引发的愤怒都很大程度地消释了。

🐷 竟然是这样……

🧑 直到母亲去世之前，我与她的矛盾都未化解。然而在送走母亲，整理她的遗物时，我发现了一本多年前的杂志，里面刊载着一篇我写的文章。那一页上贴着便笺纸，有被人反复阅读的痕迹。我一直觉得母亲对我没兴趣，怪她根本不理解我的工作，但那一刻，我突然意识到事情或许不是我想的样子。如今母亲已经去世了，我无法再问明她的真实想法，但我感觉自己发现了母亲不为人知的一面。尽管我和她之间发生了很多事，但我现在发自内心地感谢她生下了我。

🐷 有时，当对方去世后，活着的人会改变对他的看法。

🧑 是啊。不过这只是我个人的情况，如果你觉得与父母的矛盾还没有彻底化解，那就一直讨厌他们也无妨。重要的是，**无论父母是什么样子，自己的人生都要由自己认真抉择**。

🐼 说得真好，自己的人生要靠自己抉择，这一点太重要了。

👧 没错。我相信，为人子女能够自食其力过上自我满意的人生，才是真正地离开父母独立，更是真正的孝顺。过自己的人生，既不是背叛父母，也不是不孝，所以不用感到愧疚。大胆寻找自己想要的人生吧！

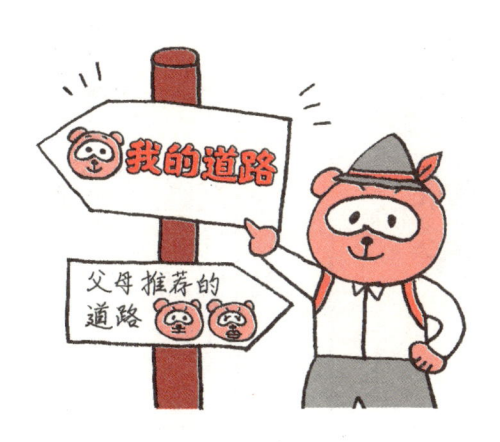

今日小结

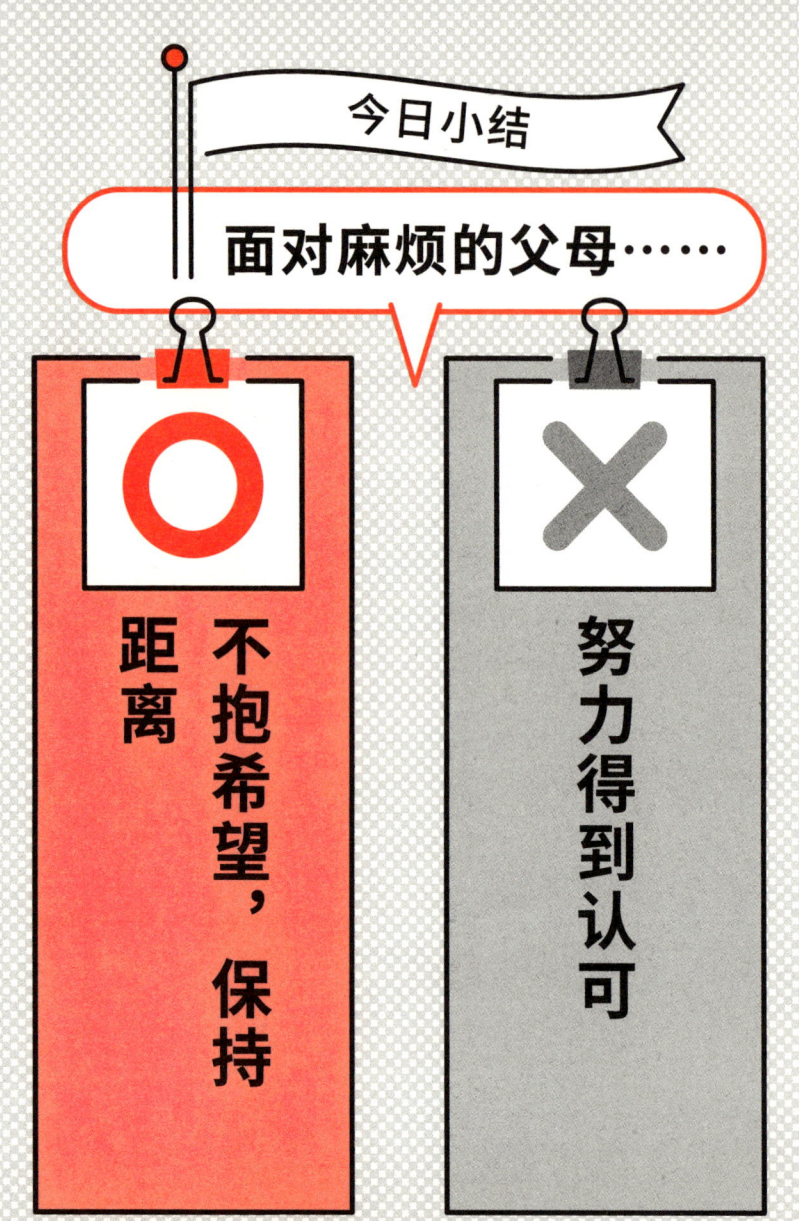

面对麻烦的父母……

⭕ 不抱希望,保持距离

❌ 努力得到认可

不脆弱的技巧 12
我的人生
我来抉择

第 5 章
人生顺遂的
小习惯

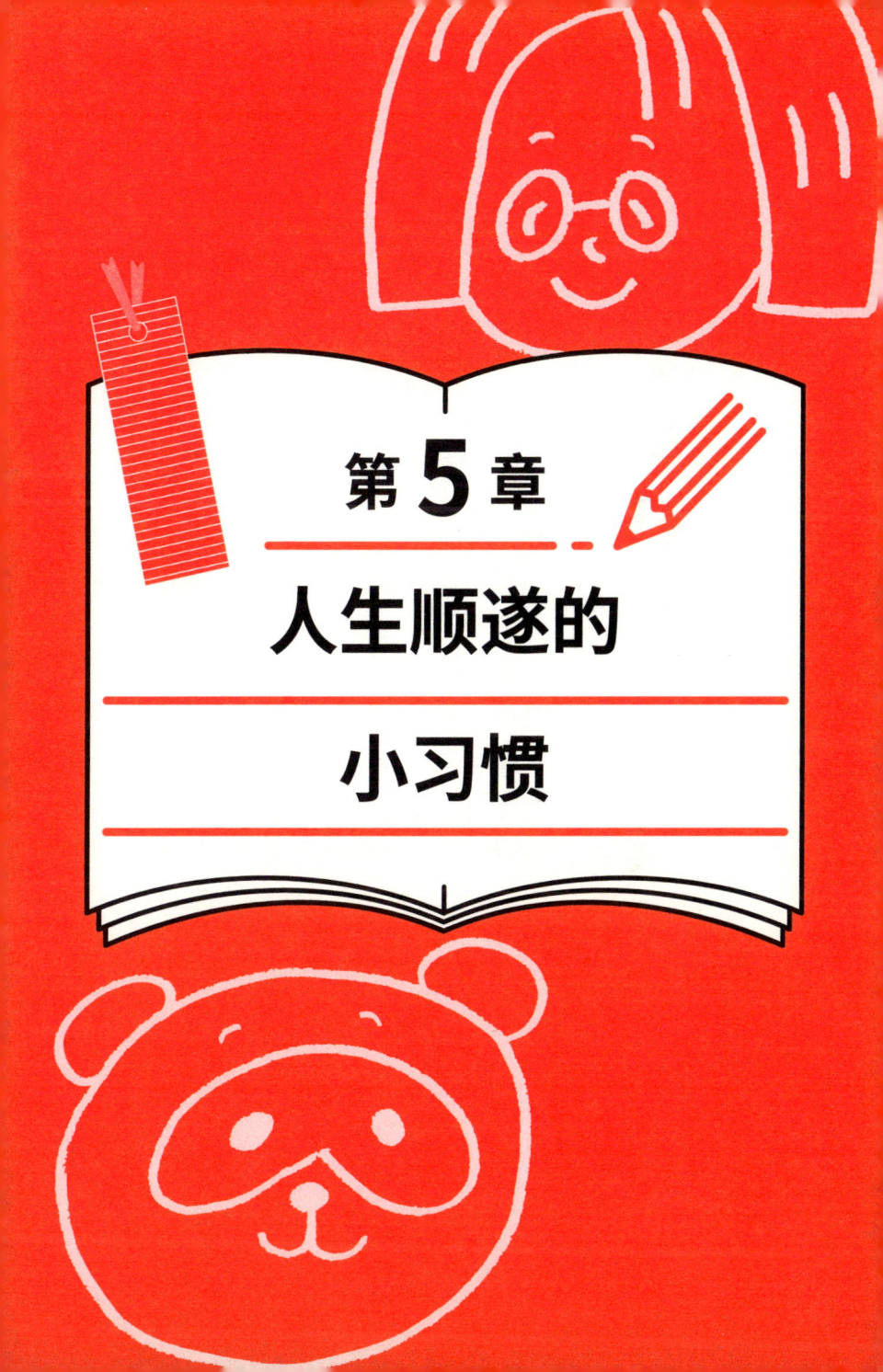

- 这样想，生活会轻松一些。
- 这样做，冲突会减少一些。
- 实在太累的话，就这么做。
- 努力虽小，但非常见效。

在本章，我们将这些点滴习惯汇集起来。

第13天

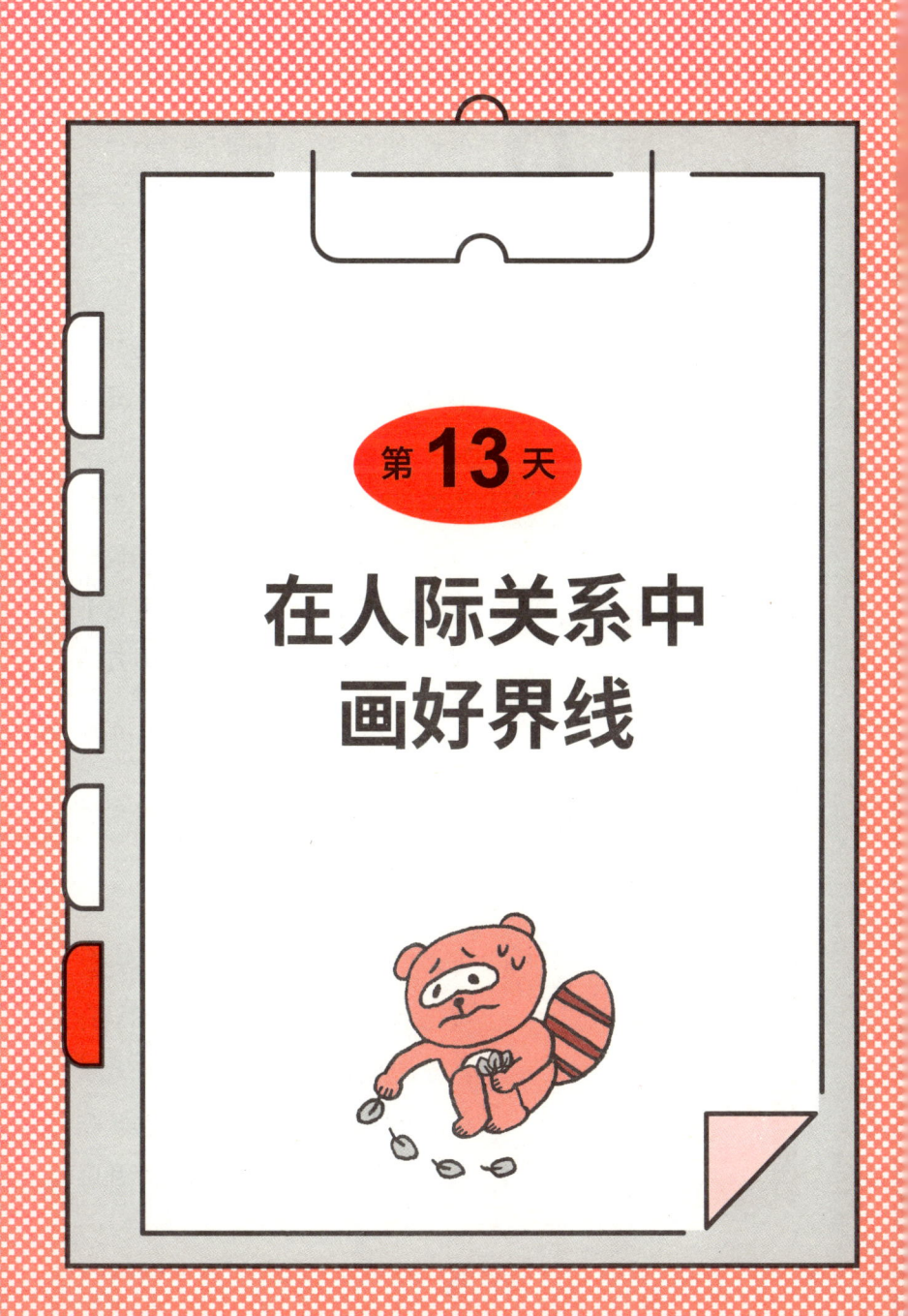

在人际关系中画好界线

有界线，才安心

- 小K，如果你听人们说"要在自己和对方之间画一条界线"，会是什么感受呢？

- 感觉好像在说"不要越过这条线""不要过来"，会觉得这样说的人很冷漠。

- 确实，感觉彼此不能再靠近了。但在自己与对方中间画界线其实是保护内心免受伤害的必备技巧。而且这不仅是对自己的重视，也是对对方的重视。

- 若是画界线，对方会觉得我不让他靠近是在拒绝他。难道不是这样的吗？

- 实际上恰恰相反。正因为有了界线，彼此才能安心地生活。联想一下动物就容易理解了。任何动物都有领地意识，如果我们不小心进入或者过于靠近它们的领地，就会遭到恐吓甚至攻击。

😟 确实，我家的宠物狗也是，摸它的身体的大部分都没问题，可一旦摸到牙齿和嘴巴等敏感部位，它就会极力反抗。

👩 它可能想说"不要碰那里"，我们人类也是动物，所以道理是一样的。这种边界意识像是在告诉对方"至此留步"。例如在空荡荡的地铁车厢里，如果有人偏偏坐在了你旁边的座位上，你会怎么做呢？

😨 好可怕……我会立刻站起来换到别的车厢。

👩 很恐怖吧！你之所以有这种感觉，是因为对方越过了你的界线。这属于物理层面的边界意识，像你那样起身离开与对方保持距离就是在保护自己。

😟 和陌生人距离太近，我会不自在。

👩 是的。而且人类除了物理层面的边界意识之外，还有强烈的心理层面的边界意识。假如有人提起你并不想提及

147

的话题、有人单方面认定出事的责任在你,你肯定很生气吧?

我会在心里大喊:"你根本不知道这里的情况。"

这和刚才举的车厢座位的例子一样,因为对方越过了你在心里画的界线,擅自闯进了你的领地。无论是物理上的还是心理上的,界线的内侧是任何人无法干扰、只属于当事人的重要世界。

我想起来,前几天我和一个刚认识不久的人聊到了我觉得好吃的拉面店。我向他推荐那家店,却换来一句:"那家不好吃,比那家好吃的店有好几个。"虽然对方是半开玩笑地说,但我还是感觉有些委屈。

自认为好吃的东西却遭人当场反驳,难免受打击。对于有些人而言,中意的店家和对食物的喜好是界线范围内的事,所以小 K,你觉得委屈也是正常的。

我当时勉强笑着敷衍过去了,但内心的界线被人冲破,自己最重要的世界受到了伤害。

🙍‍♀️❓ 反过来想一想,最近,你有没有害得别人委屈,惹别人动怒,惹别人不愉快的经历呢?

🐻 有过……前阵子搞砸了一件事。

🙍‍♀️❓ 发生了什么事?

🐻 家里人想在购物网站上买衣服,为选颜色竟纠结了三天。我忍不住说"差不多行了,真浪费时间",为此我们又大吵了三天。

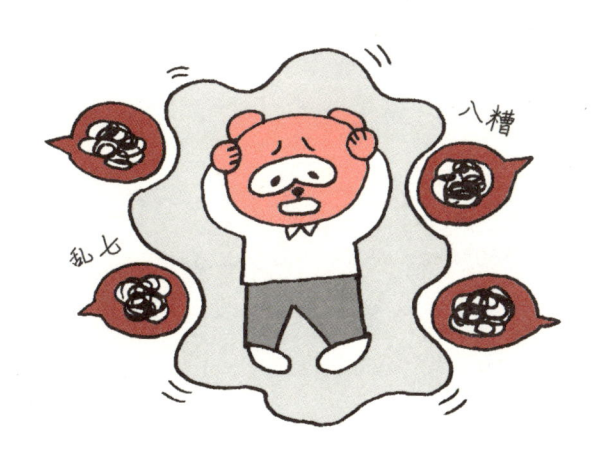

明明对方有对方的节奏和想法,你却依照自己的标准考虑问题。

嗯嗯,事后我反省了许久。

对方有对方的世界

🙍 刚才你提到了拉面店和网购的事，无论是哪一种冲突，归根结底，是彼此之间的界线跨越及被跨越的问题。

🐻 跨越界线、被跨越界线……很有道理。

🙍 **发生纠纷的背后，可以说是必然存在边界问题。**我们很容易从"善"与"恶"的二元角度来思考自己和对方谁对谁错，但如果从"谁越界、谁被越界"的角度进行审视的话，问题出现在谁的一方就一目了然了。

🐻 有道理。我常常自认为我没有恶意，埋怨对方的态度不对，从而把问题归到"人"本身。但换一种思维——因为越界了所以激怒了对方、因为被越界了所以心烦——由此一想，心态就平和了。问题并非出在人的身上，而是由双方不一致的边界意识导致的。

如果双方没有明确的边界意识，莽撞地闯入对方的生活，就容易造成纠纷。 即便是和关系亲密的人，想要踏足对方的界线之内时，也要提前打声招呼，问一句："我可以再进一步吗？"

心理防线是眼睛看不到的，会被大家下意识抛之脑后，但例如想进对方的房间时，就算是家里人也要招呼一声"我要进去了哟"。

对呀，无论是亲子，还是夫妻、恋人，哪怕双方的价值观和思维方式非常契合，也一定会有不同的部分。所谓边界意识，就是要意识到别人也有别人的生活，如同自己有自己的生活一样。和对方意见不同时，要理解对方："啊，原来你是这么想的呀。"

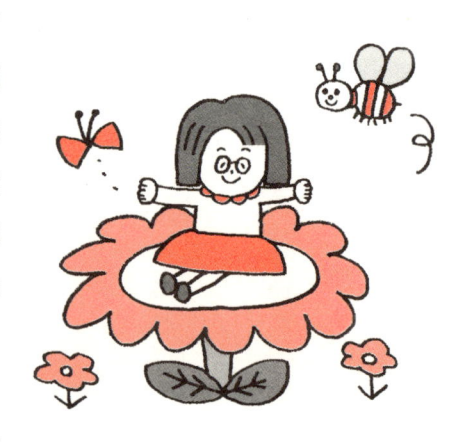

我明白了，有意识

地画界线,既是重视自己,也是重视对方的表现。

有边界意识,不是拒绝对方,而是尊重对方。减少互相伤害,纠纷也会大大减少。

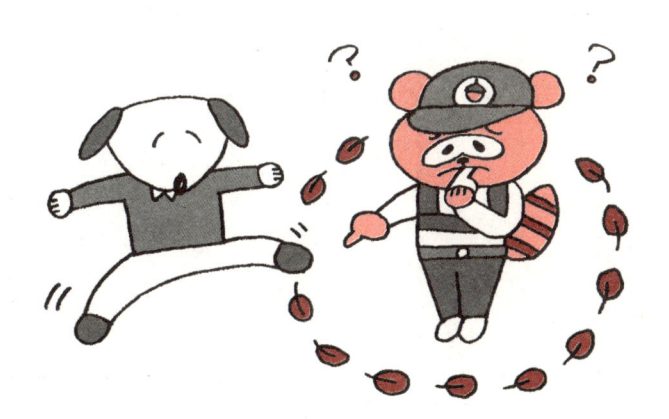

今日小结

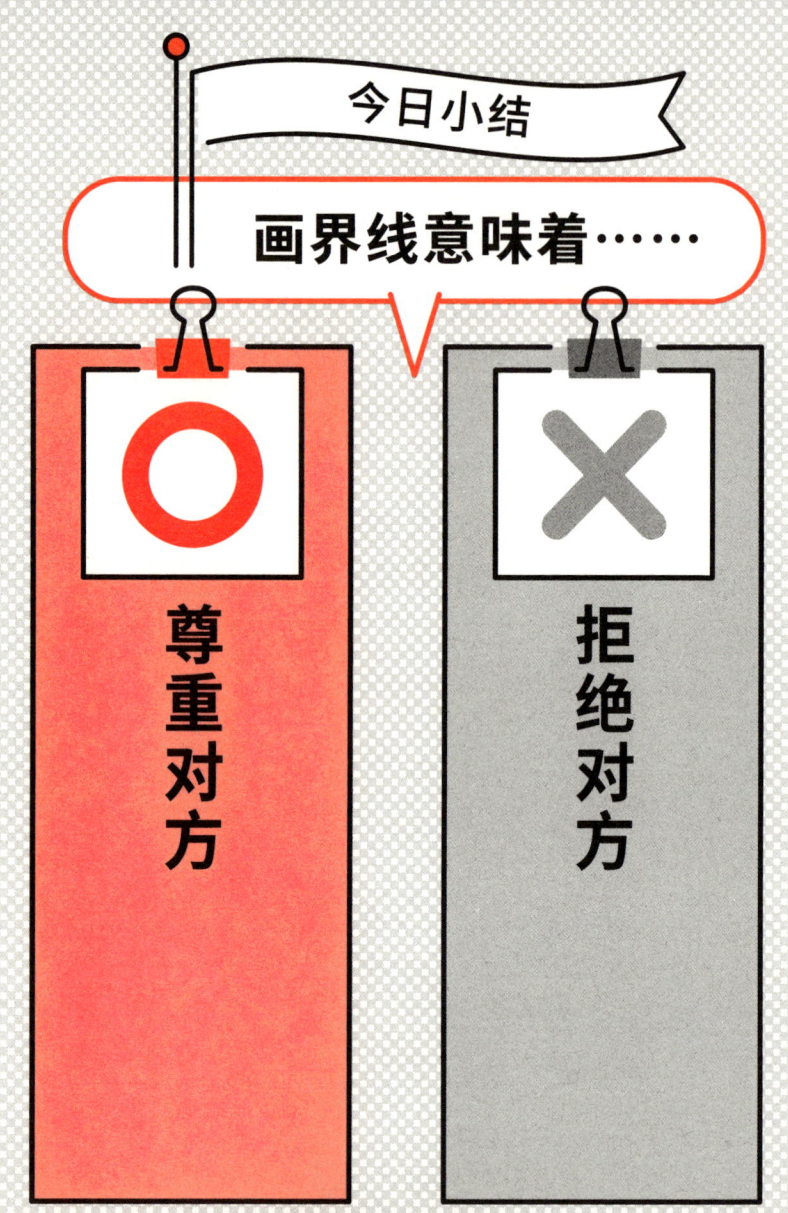

画界线意味着……

⭕ 尊重对方

❌ 拒绝对方

不脆弱的技巧 13

有了边界意识可以减少矛盾

第 **14** 天

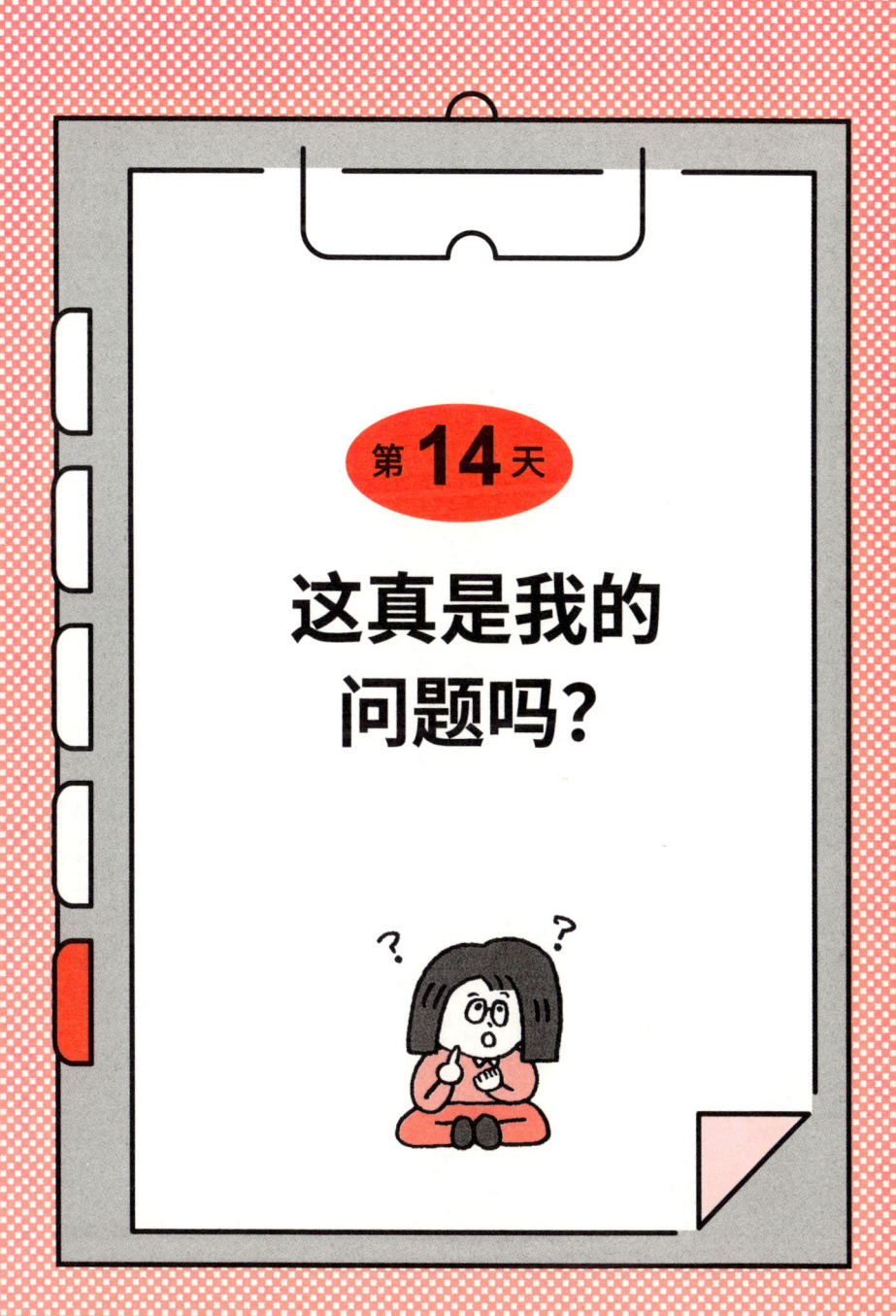

这真是我的问题吗?

不浪费情绪

上次我谈到与他人保持边界感的重要性，能够保持社交距离，不仅会减少人际纠纷，还可以避免在对方身上浪费情绪，内心轻松不少。

浪费情绪？

就举你之前说过的拉面店的例子吧。也许对方只是单纯地推荐他喜欢的店，并没有瞧不起你的意思。当然啦，直接说出"不好吃"的确有些伤人。

好、好像是的……听他说那句话的时候，我吃了一惊。我当时没有理解他的用意，但现在想来，他确实是在热心地分享喜好，毕竟他对拉面很有研究……

因为家人网购而生气的事也是同理，他们也并非刻意为难你吧？

🐻 嗯嗯……我看他们再三犹豫，感觉十分麻烦，心想他们考虑了那么久也该决定好了吧，于是不假思索地说出了心里话。

👧 肯定会有人带着恶意去冒犯别人，但更多的时候，双方是因为"无意"或者"不小心"才诱发了矛盾。

🐻 生活中常见的矛盾或许都是由此导致的。

👧 被打破边界感、强行闯入自己内心最珍视的地方本就是件让人不爽的事，若因此再产生自己"被攻击了""必须得驳回去"之类的情绪从而正面硬刚的话，注定非常消耗元气。

🐻 可我就是忍不住想要反驳啊……但如果真那么做的话，就会被双方相持的气氛牵制住，事情变得更复杂，人也会疲惫。

👧 这种情况下,边界意识就派上用场了。不要立马觉得自己被攻击了不驳回去就吃了大亏，而是要意识到对方越过了自己的心理界线，坦率地告诉他"这不关你的事"，或许会缓和恶化的关系。

这就是不为对方浪费情绪的诀窍吗?

是的。反过来,当我们惹对方不愉快的时候,边界意识也能派上用场。因为越过了界线,闯入了对方重视的地盘,才导致对方生气的。理解到这一层面,或许我们就能坦率地道歉了吧。"我有些冒犯,真对不起。"吵架和争辩什么的,很可能就此收住。

原来如此。如果是和关系亲近的人,往往会在你一言我

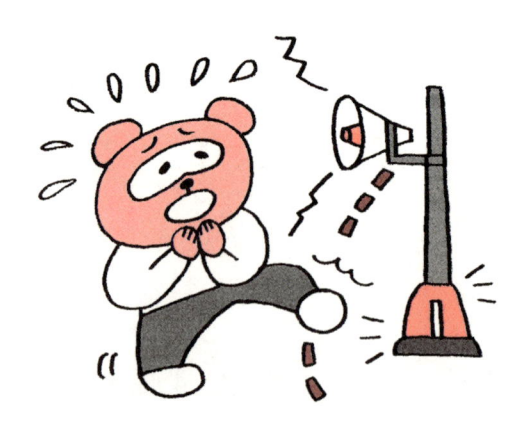

一语的争论中持续翻旧账,给对方下定论:"你总是这副样子。"但按照您的方法思考问题,或许可以避免……

而且,下次眼看要发生争论时,切记"边界"二字,你会意识到"那是对方看重的事,我就不去管它了"。想着想着可能就不会争论下去了。

确实,能像这样意识到彼此的边界,不把多余情绪夹杂进来,我觉得自己和对方都会轻松许多。

只专注自己和现在

👧 在此,我还想告诉你一点,承受对方的问题,也是一种边界意识模糊的状态。

🐻 承受对方的问题?这是指什么?

👧 例如,把所有责任都揽到自己身上,过分责怪自己;认为对方不高兴都是自己的错;为了得到对方认可便唯命是从。

🐻 我有时是会这么想……

👧 那些问题必须由对方去解决。明明不是我们可以控制的,他们却把问题和我们扯上关系。边界意识如此模糊,很容易激发矛盾。

🐻 把不知如何解决的事情推给别人,或者从一旁盯着别人界线以内的事,都是缺乏边界意识的表现。

所言极是。说到缺乏边界意识，人们会联想到那些经常推卸责任的人、动不动迁怒别人的人、强行越界的人，其实不仅如此。

把对方的问题压到自己身上反复琢磨，等回过神来才发现被对方操控了。

那样一来，肯定很痛苦。**我们能控制的只有自己分内的事，对方分内的事我们无能为力。**我们有时会让对方感到不高兴，但我们只需要为自己能想到的事情道歉，除此之外没什么可做的，唯有保持沉默。

那么，当感受到对方要抛来问题时该怎么办呢？

这种时候**我会问自己：″那是我的问题吗？″**检查一下是否把对方的问题过度压给自己。接下来，

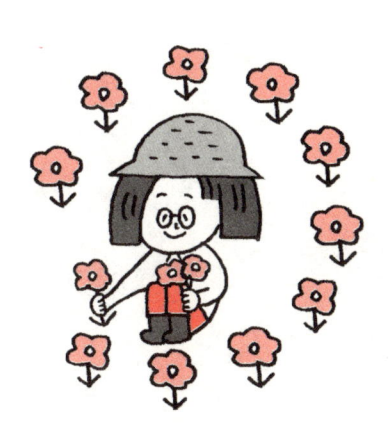

如果你意识到这明明是对方的分内事，而自己无能为力时，就要赶紧修正轨道。**当务之急是做自己能力能做的分内事。**

把无能为力的事情放到一边，专注做自己能做的事情吗？

没错。一旦开始意识到"边界"二字，就会感慨"这种时候我该焦虑吗""我会轻易受这种事情摆布吗"，从而加深对"自我"的理解。在边界意识形成的基础上认识自己，这一点至关重要。如果不知道自己的心理边界在哪里，就无法保护界线以内的自己。

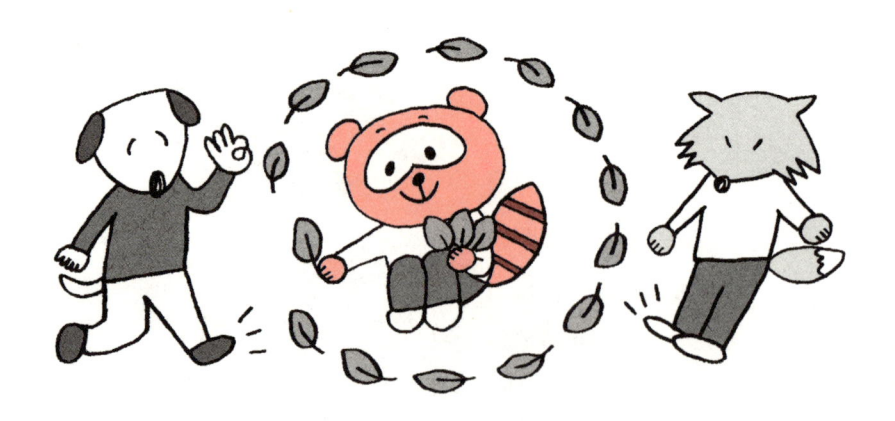

透过与别人的矛盾，有时会重新认识自己是个怎样的人。

是啊，同时也加深了对对方的认识。在日常生活中，可能会和人发生各种各样的矛盾，但你会借此了解对方：他对什么事情是无所谓的，又对什么事情是比较敏感的。在人际交往中，我们一边感到烦恼，一边寻找让彼此都舒适的相处模式，这便是"与人共同生活"的真谛吧。

今日小结

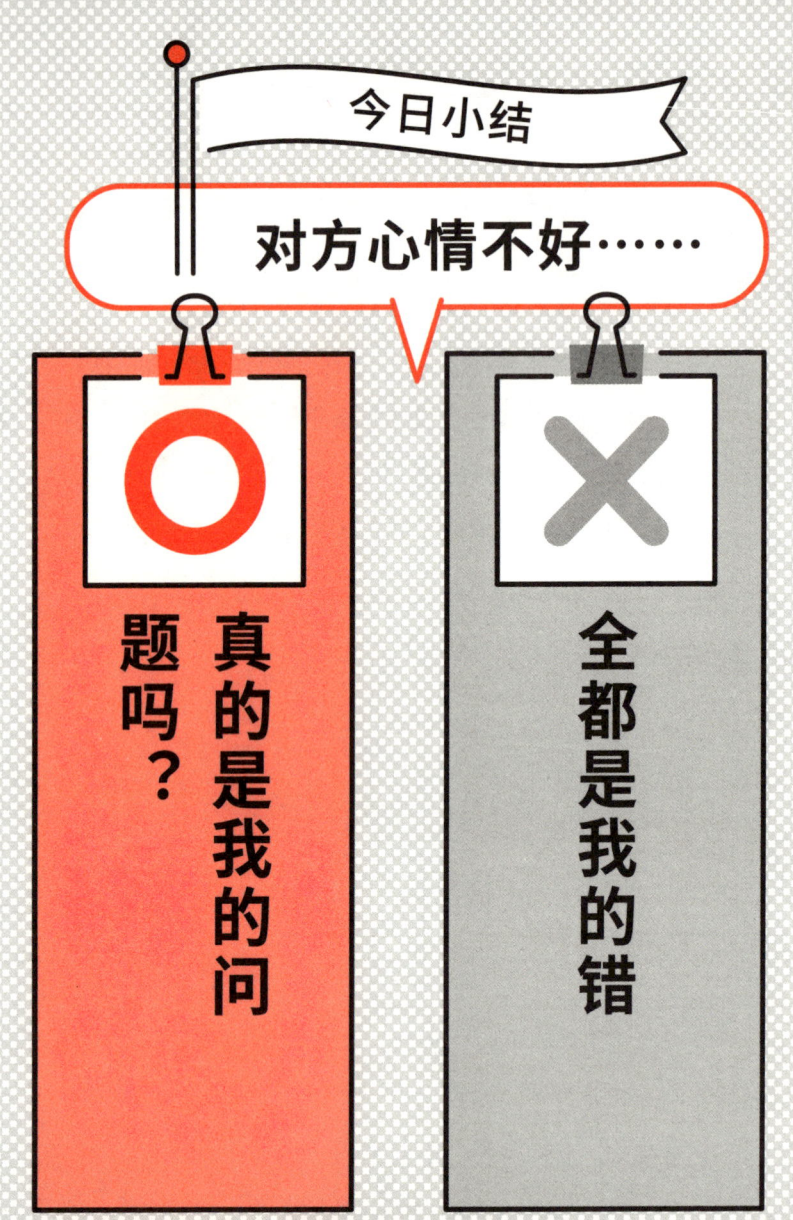

对方心情不好……

○ 真的是我的问题吗？

✕ 全都是我的错

不脆弱的技巧 14
只专注
当下能做的分内事

第 15 天

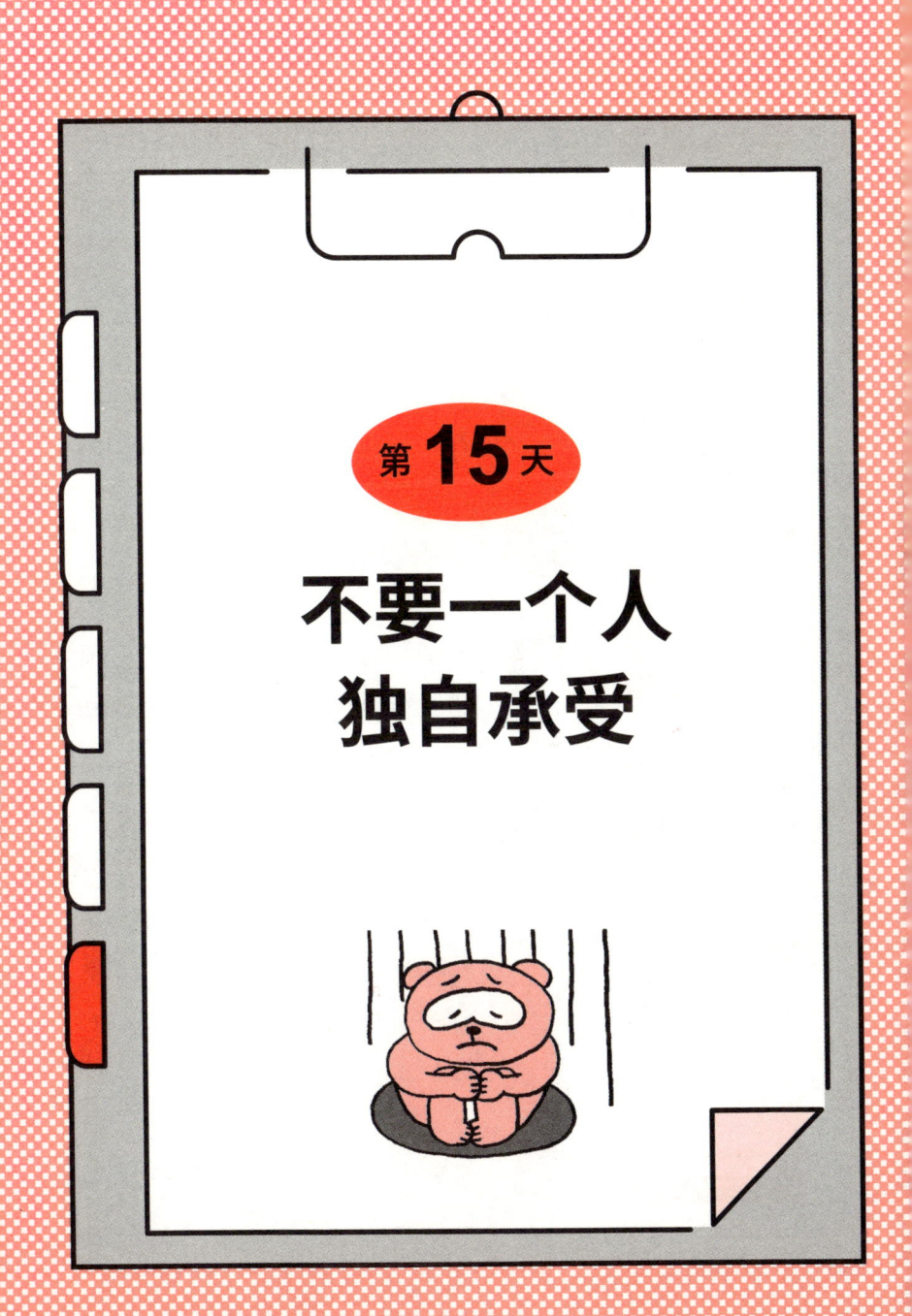

不要一个人
独自承受

不浪费情绪

- 这段时间我们学习了各种各样保护内心的技巧，今天是最后一次了。

- 啊，有点不舍……

- 真的太短暂了。最后一天，我想告诉你一个非常重要的保护内心的态度。

- 重要的态度……是什么呢？

- 不要一个人承受一切。人活着总会有感觉累的时候，如果条件允许，希望你能把自己的烦恼说给别人听。小K，你擅长与人谈心吗？

- 不擅长……讲自己的事情总感觉很不好意思，害怕别人对我有不好的看法，所以我没想过对别人倾诉内心世界。

- 如果不想跟别人倾诉，自然没必要勉

强自己，这是大前提。但另一方面，我希望你可以在脑海里给自己留一种选择——不必一个人承担所有，也可以和某个人共享烦恼。

但是，就算跟别人说了心事，情况也不会立马好转，问题也得不到解决吧？

是啊，我觉得很少能够立竿见影。

既然如此……

其实你不用困惑于"跟别人倾诉没有意义"，因为找人商量的最大目的并非解决烦恼和问题。

那为什么还要商量呢？

是为了得到对方的共鸣。人类有一个特点：就算烦恼和问题不能马上消失，但只要有人倾听我们说的话，心情就会平静许多。一个人搬重物很累，但有人帮忙就会轻松些。这都是一样的道理吧。

🐻 哪怕烦恼和问题没有得到解决，只要能有人倾听自己的心声，本身就是件有意义的事。是这个意思吗？

👧 没错。第一天见面时，你跟我讲述了高中阶段成绩垫底的事，你还说过去痛苦的往事如今可以当作笑话讲出来。你之所以会这么想，很可能是因为你在某个时间将曾经的事讲给了某个人听，并且得到了别人的理解。

🐻 确实！高中毕业后，我跟新认识的伙伴提起过以前的事，听到他们说"遇到那些事确实令人难受"的时候，我的心情瞬间变得非常舒畅。

👧 一旦和别人产生共鸣，对于同一件往事的理解也会随之发生变化。有人肯倾听我们的心声，会激发我们内心的力量，促使我们向前进。

🐻 看来，我也在不知不觉中践行了这个道理。

👧 是呀。而且，和别人谈心是在通过语言讲述自己的事。用语言表达的过程，相当于把自己杂乱的心绪重新梳理了一番。自己嘴里说出的话，又用自己的耳朵听了一遍，自己既是倾诉者又是倾听者。为了方便包括自己在内的倾听者理解意思，我们会在头脑中整理思路，这相当于朝着解决问题的方向前进了一步。

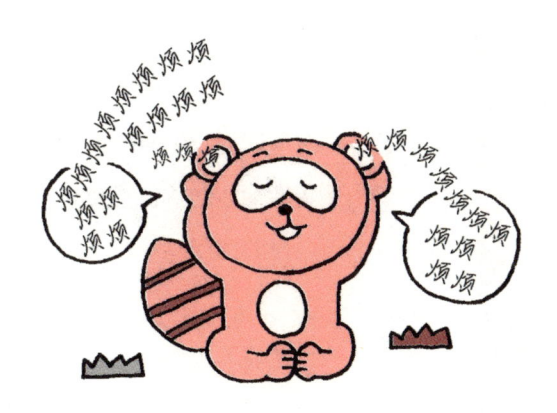

适合谈心的人、不适合谈心的人

> 确实，如果有人愿意听我说话，我会很开心，但是当中也有人会让我觉得要是没跟他深聊就好了……

> 所以需要注意的一点是，并非对谁都可以坦露心扉。

> 什么样的人是合适的呢？

> 不会否定你的想法和感受的人。反过来，<u>要避开强加个人价值观和想法的人</u>。即便对方说的是正确的、有用的，但只要你感觉他在强迫你，你肯定会不舒服的。

> 有道理。要想判断对方是否在强行向我灌输他的价值观和想法，是根据我自己的感受吗？

> 当然啦。也许有人会善意地说"我是为你好"，但如果你觉得很累，或是

170

意识到哪里不太对劲儿，那就听从自己的心情离开即可。之后也不要放弃，请继续寻找其他人。一定有人愿意听你说话，而且不会向你强行灌输什么。

真的有吗……

一定有。**和家人朋友等关系亲近的人相处时，或许可以加一句开场白："我只是想听听你的声音，可以吗？"**不过，即使提出了自己的需求，也有人执意说教，如果这时你决心不和他继续聊下去，那就悄悄地离开吧。

面对亲近的人，也有不方便聊的话题吧。

有呀。像这种时候，或者是周围本来就没有人可以商量的时候，也可以找心理咨询师等专业人士聊一聊。但我还是要再次强调，即便是专业的倾听者，也会有人把他的价值观和想法强加于人，如果你觉得那些话不适合你，那就离开。

没想到专业人士当中也有这种人。

很遗憾地说,有。认真倾听的人,是可以放心商量心事的对象。而让你在交流中感到痛苦的人,便是不能与之放心交谈的人。

看来无论什么时候都应该相信自己的感觉。

正是如此。另外,谈话过程中,就算得到了建议也不必全盘接受。**任何建议都不是绝对正确的,是否采纳建议,该由倾诉的一方决定。**毕竟每个人都有不同的节奏、状态和立场。

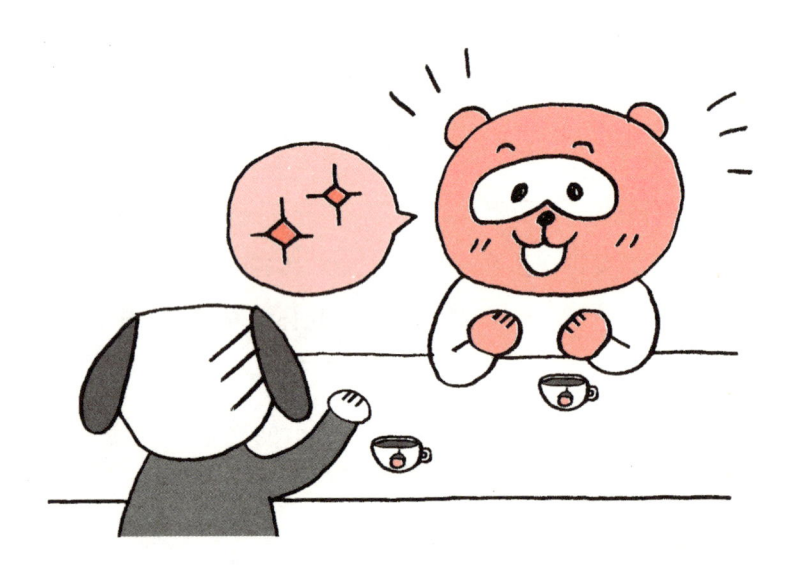

我感受到了谈心的重要性。能有一个可以放心谈论心事的人真好,而且和他商量完全不会令我感觉心情更沉重。我也好想结交这样的人呀……

能遇到合拍的人是一生的财富。一个人独自承受烦恼和问题是有极限的。这世界上的某个地方一定存在可以认真倾听你心里话的人,所以不用着急,慢慢去发现吧。

给出回应后，剩下的交给时间

🐷 相反，我们有时也会被别人找来倾听他的心事。谷本老师，您作为心理咨询师要经常站在倾听者的立场上，您会特别注意些什么呢？我想应该也有人和我一样不擅长谈论心事吧。

👧 尤其是在学校做心理咨询的时候，我会先告诉大家："虽说这里是心理咨询室，但你也不必有负担，想到什么都可以说出来。""如果没有人来聊天我会很寂寞，所以你可以随时过来。"

🐷 然后来访者就会坦露心里话吗？

👧 不不不，有的人一开始怎么也不愿意开口。因为任何人说起自己的烦恼都会紧张。不过他既然能来到我这里，说明他内心还是想找个人倾诉倾诉的，为了不破坏这种念头，我首先会问问他擅长或是喜欢的事情，营造一个轻松的聊天氛围。

- 要是我突然被问到"你在烦恼什么呢",估计会产生防备心理。

- 是呀,所以我不会从正面切入来访者的烦恼和问题。等对方心情放松时,他会慢慢敞开心扉的。也许一开始会有很多口头禅,比如"其实……""嗯……""就是……"

- 看来真是一点一点地、一点一点地,循序渐进是吧?

- 没错,绝对不要强硬地问对方有什么烦恼。**重要的是,倾诉者即使表现得畏畏缩缩的也没关系,至少他已经决定要和人倾诉了。**如果对方没有尝试聊聊的意愿,不管我怎么劝说都不管用的。

- 我想到一件事。倒不是看心理科,在高中阶段我因为压力过大,皮肤变得异常粗糙,被母亲强行带到皮肤科就诊。我当时真的非常生气,不顾母亲的制止直接走回家了。虽然我知道她是在担心我,但如果我没有做好心理准备,根本听不进任何声音。

- 虽然你理解母亲的心情,但只有你自己产生了要改变的想法才会采取行动。

既然如此,面对陷入烦恼的人,我们能做的,就是告诉他:"我有个办法,你觉得如何?""有什么事随时跟我讲。"剩下的就只有等待了。

是的。**我可以回应你,但之后到底该怎么做,完全是由烦恼者本人来决定。**有句话说得好:你可以牵马到河边,但不能强迫它饮水。人也同理。

有道理。虽然可以带路,但喝不喝水就看本人了。

这与上次提到的边界话题有关。尤其是父母、老师、前辈等处于帮扶者立场上的人更需要注意。因为经验和知识都比对方丰富,所以会不知不觉地说出"你这样做就好了,为什么不做呢""明明这样做效率更高,你却总是绕远路"之类的话。需要给出回应,但之后做什么得由对方来决定。在这一点上,希望每个人能够认真画出一条线,不要把自己的价值观和想法强加于人。

好难呀……不过我想一点一点地练习。

没关系,一点一点地、一点一点地就行。人际关系是一件很烦琐的事情,但我们之所以能够获得力量,也是依靠人际关系。向别人谈心,听别人谈心,互相扶持着生活下去是件温暖的事。

的确如此。谷本老师,谢谢您!

今日小结

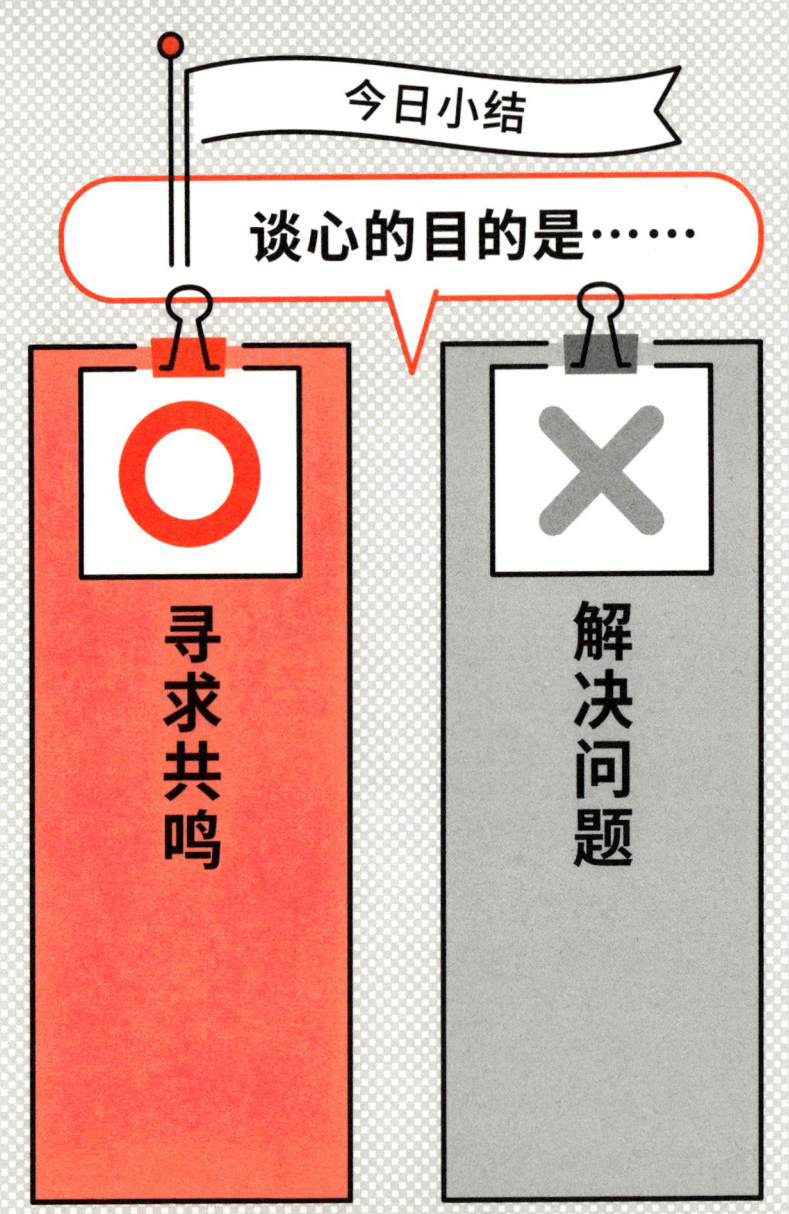

谈心的目的是……

○ 寻求共鸣

× 解决问题

不脆弱的技巧 15
不要一个人独自承受
找个人聊聊

总结

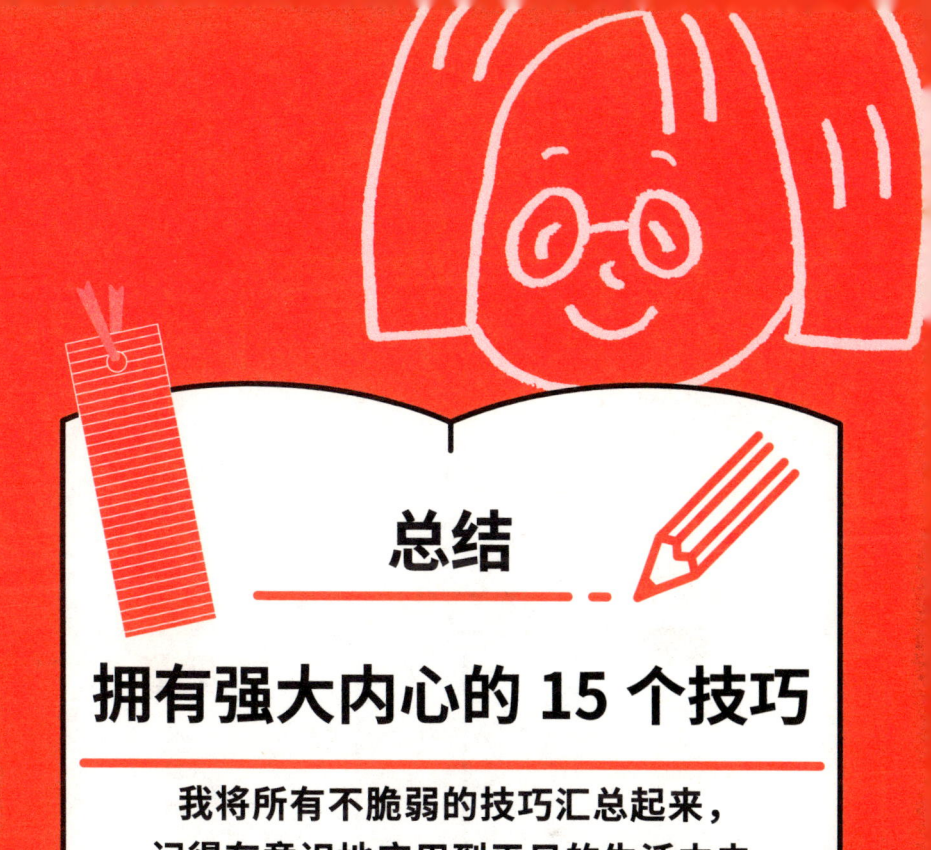

拥有强大内心的 15 个技巧

我将所有不脆弱的技巧汇总起来，记得有意识地应用到平日的生活中去

1 回顾过去 体会成长

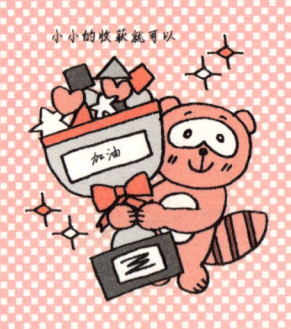

2 尝试收集 一点一滴的努力

3 毫无保留地 接纳自己

4 多问问自己 想要如何生活

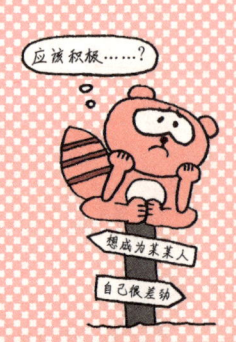

5

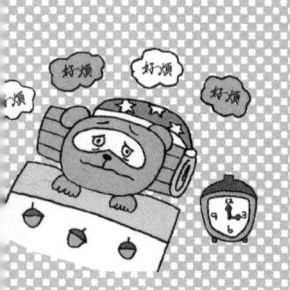

埋头做自己
喜欢的事情

6

允许自己
大胆地休息

7

尝试揣测
对方的处境

8

从反感的人身边
悄悄逃走

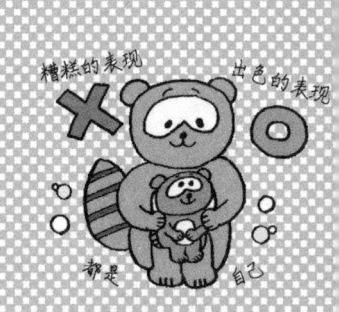

9

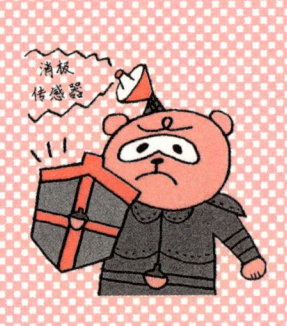

充斥恶意的言论
直接忽略

10

多瞧瞧
外面的世界

11

对于父母的话
应该取舍着听

12

我的人生
我来抉择

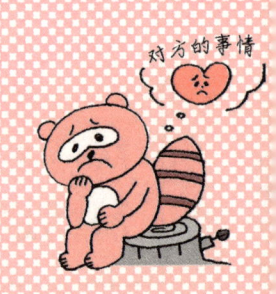

13
有了边界意识
可以减少矛盾

14
只专注当下
能做的分内事

15
不要一个人独自承受
找个人聊聊

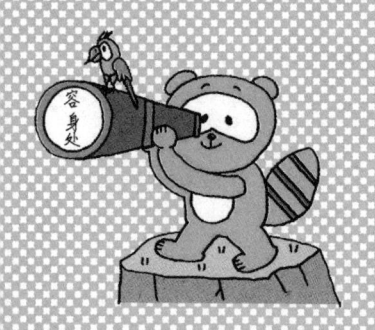

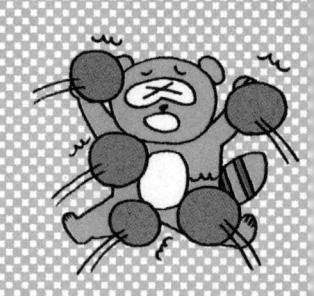

尾声

感谢你读到最后。

你可以把前面介绍的心理学技巧当作知识进行温故,一定会受益匪浅,但你还可以按照下面的步骤加深练习,效果更佳。

① 当作知识来学习(此刻,大家都做到了这一步)
② 选择一项自己尚未掌握的心理学技巧
③ 在今后的每一天里都持有这种意识
④ 不仅停留在意识里,还要照着做
⑤ 反复多次练习

正如第③条所言"在今后的每一天里都持有这种意识",就是当你合上本书以后,再碰到失去信心的事时、再遇到与谁产生矛盾时,你会想起"有本书里讲过这种情况"。

当你形成了这种意识,那么此前受到的伤害如果有十成,也可能会减至七八成。接着,按照步骤④说的做,你能够切实地感受到效果。

一开始可能会有违和感，但按照步骤⑤进行反复练习后就会养成习惯。由此一来，它们会内化为你个人的生活态度。

在编撰本书的过程中，我反复读了好多遍原稿，每次读完都觉得心情开朗了不少。我被自己说过的话所治愈，这真是一种奇妙的感觉。

身为校园心理咨询师，我得以接触众多十几岁的青少年，在这个过程中，我把与孩子们的交流凝练成文字，期望带给更多的读者。

最后，我想感谢PHP研究所的桑田和也先生，他是这本书的编辑，同时化身卡通角色出现在文中，为我提供了莫大的帮助。这是一次非常愉快的对谈。我由衷地表示感谢。

谷本惠美

图书在版编目（CIP）数据

不脆弱：从13岁开始拥有强大内心的练习法 /（日）谷本惠美著；加阿易译. -- 北京：北京联合出版公司，2025.6. -- ISBN 978-7-5596-8365-6

Ⅰ．R395.6-49

中国国家版本馆 CIP 数据核字第 2025WK5393 号

北京市版权局著作权合同登记号　图字：01-2025-2022 号

13-SAI KARA NO JIBUN NO KOKORO WO MAMORU RENSHUU
Copyright © 2024 by Emi TANIMOTO
All rights reserved.
Illustrations by matsu (Naoko MATSUMOTO)
First original Japanese edition published by PHP Institute, Inc., Japan.
Simplified Chinese translation rights arranged with PHP Institute, Inc.
through Rightol Media Limited

不脆弱：从13岁开始拥有强大内心的练习法

作　　者：[日]谷本惠美
译　　者：加阿易
出 品 人：赵红仕
策划监制：王晨曦
责任编辑：牛炜征
特约编辑：李　晴
美术编辑：陈雪莲
营销支持：风不动

北京联合出版公司出版
（北京市西城区德外大街83号楼9层　100088）
北京联合天畅文化传播公司发行
上海盛通时代印刷有限公司印刷　新华书店经销
字数160千字　889毫米×1194毫米　1/32　5.875印张
2025年6月第1版　2025年6月第1次印刷
ISBN 978-7-5596-8365-6
定价：49.00元

版权所有，侵权必究
未经书面许可，不得以任何方式转载、复制、翻印本书部分或全部内容。
本书若有质量问题，请与本公司图书销售中心联系调换。
电话：010-64258472-800